がん患者さんのための

# マインドフルネス瞑想法

精神腫瘍医
保坂隆

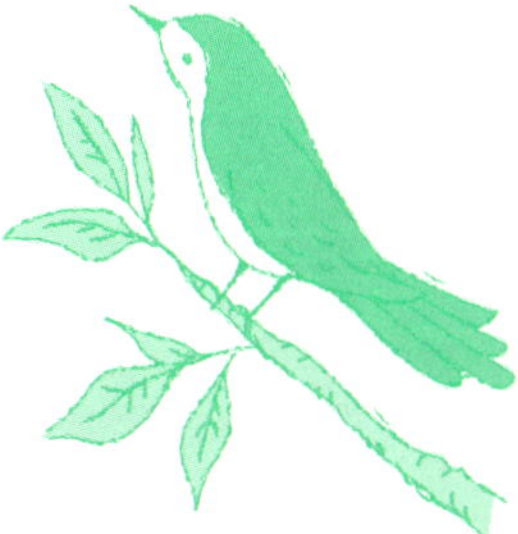

# はじめに

あなたは精神腫瘍科というところを知っていますか？

まだ一般的ではありませんが、がん患者さんの心をサポートするメンタルケア専門科のことです。

１９９０年、私が米国に留学したとき、諸外国ではがん患者さんの「心のケア」が手厚く行われていたことに衝撃を受け、帰国後、「日本サイコオンコロジー学会」（精神腫瘍学）を同志の医師とともに再スタートさせました。やがて、聖路加国際病院に精神腫瘍科を新設していただき、以来、精神科医としての従来の経験とはまったく異なる、がん患者さんの心のケアの分野で懸命に勉強し直しました。

２０１７年７月に聖路加国際病院から独立し、日本初、そして唯一であるサイコオンコロジー・クリニックを開業し、運動療法、イメージ療法、グループ療法などさまざまな臨床モデルを始めましたが、そのなかで気づいたことがあります。

同じがん患者さんでも長生きする人とそうでない人がいること、そして長生きする人の共通点は「落ち込まない」ことであることがわかりました。もちろん、長生きする人でもそれなりに落ち込むこともありますが、落ち込んだとしても心を別の方向に向かわせることができるのだとわかってきました。

「心が落ち込まないように生活することで、からだの状態もよくすることができる」というエビデンス（根拠）にもなりました。

私はその後、高野山大学大学院での仏教や死生観の勉強や、マインドフルネスの権威ティクナット・ハーンとの出会いなどを通して、心を必要以上に落ち込ませない方法がいろいろわかってきて、クリニックの診療に取り入れたり、もちろん自身でも実践してみました。

それらの手法の中から本書では、実践に主眼を置き、いつでも、だれでも、どこでもできる、用具を使わない、カンタンな方法ばかりを取りあげています。

思い切り息を吐き切り、お腹のなかまで空気を吸い込む腹式呼吸法や、瞑想法、身体を緊張させた後で、一気に脱力する漸進性筋《ぜんしんせいきん》弛《し》緩法《かんほう》などは写真でやさしく紹介しています。

人間の体には不思議なことがたくさんありますが、脳もその一つ。たとえば、脳はいやなことや苦しいことなどのマイナスの連鎖を際限なく考え続けてしまいます。つまり脳にはもともと、〝根暗（ネクラ）思考〟をしてしまう性質があるのです。

しかし反面、〝一つのことに集中すると他のことは忘れる〟というおバカな特質もあるので、マイナス思考が襲ってきたら、別のなにか自分の好きなことに集中してみるのも効果的です。

楽しいことで脳が満たされるようになり、愛情ホルモンといわれる「オキシトシン」が分泌され免疫力があがります。

がん患者さんの精神的な苦しみを除いて、心と体をリラックスさせて、生きる意味と喜びを感じてもらうことが、私の使命だと思っています。

そしてもし、あなたががんになったとしても、そこから始まる豊かな人生はいくらでもあることを知ってほしいと思っています。

保坂　隆

# 書籍版発刊にあたって

私はこれまでに専門書や一般書を250冊ほど出版させていただきました。その過程を通じて、本作りにはいろいろな種類や道筋があることも知りました。

本書のもとは、「株式会社 食のスタジオ」によって企画・制作されたKindle本です。私にとって初めてのKindle専用の本でした。紙ベースの本の場合、『見本誌』をいただけるのですが、Kindle本の場合はそれがなく、自分の本をダウンロードして初めて読むことができました。新鮮な体験でした！

本書はそのKindle本をもとに出版社である法研で再編集し書籍化したものです。Kindle本には便利な点がたくさんありますが、紙ベースになると、読書の仕方が「じっくり読む」というスタイルに変わっていきます。そのため、書籍化にあたって本での読書スタイルに合わせた構成や表現に変更し、Kindle版でやや難解だった部分は、この機会に書き改めました。ですから、Kindle版と書籍版とで多少内容が異なっていますが、両者を通じて読者の皆さんにお伝えしたいことは同じです。

日本においては「マインドフルネス瞑想」は瞬く間に普及し、医療だけでなく一般の企業にまで広まりました。とても素晴らしいことです。

マインドフルネス瞑想は、もともと仏教の瞑想がアメリカに渡り、その仏教部分だけが削除されパッケージ化されてきた経緯があります。パッケージ化されたために、医療の現場でも患者さんへの「介入手段」として導入されやすくなり、「対照群」と「介入群」を客観的に比較するなど、多くの医学的・科学的な研究が可能となりました。そのなかで、マインドフルネス瞑想には、決して主観的、経験的に留まらない数々の効果があり、精神面でも、また脳や免疫系への影響という面でも多くのメリットをもたらすものであることが知られるようになってきました。今日では、マインドフルネス瞑想を「怪しいもの」と疑う医療者は少数となっているでしょう。

しかし、一般に知られるマインドフルネス瞑想は、集中法といったスキルとして発展してきたという印象が拭えず、本来の利益を発揮しきれていないように感じています。私の患者さんのなかには、一般的なマインドフルネス瞑想に物足りなさを感じるという人もいました。

それはなにか、なにが足りないのか？を考えてみた結果が、書籍版刊行にあたって説明を大幅に増強した部分「慈悲の瞑想」です。日本に暮らす人々の精神性には連綿と受け継がれてきた仏教的な土台があります。上座部仏教《じょうざぶぶっきょう》でいうところの「慈悲の瞑想」の精神性が加わることによって、マインドフルネス瞑想の本当の恩恵が受けられるようになるのではないでしょうか。マインドフルネス瞑想をパッケージ化して普及版を生み出したアメリカでも、名称こそ異なりますが、この「慈悲の瞑想」要素を組み込んだプログラムを開発してきています。広まる過程で一度は削られ、希薄となってきた仏教の教えですが、また再度注目されて組み込まれ、進化型マインドフルネス瞑想と認められてきているのは興味深いことです。

書籍版発刊にあたって、まずはマインドフルネス瞑想の脳科学的な研究の部分、とくに『慈悲』あるいは『慈悲の瞑想』の部分を書き加えさせていただきました。本書により科学的に証明されたマインドフルネス瞑想について知り、抵抗なく受け入れられ、日々の生活をより良くすることにお役立ていただけるならば、筆者としてはこの上ない喜びです。

平成31年2月

保坂　隆

## 第3章● 瞑想で免疫力をアップする（実践編）

# 4 他人も幸せにする「慈悲の瞑想」　135



企画・編集協力　株式会社　食のスタジオ
（越膳百々子　矢川咲恵　飯塚良子）
装丁・ＤＴＰ・本文デザイン　ホップボックス
イラスト　ワタナベカズコ
協力　パーソナルトレーナー　野本早苗

# 第1章

## 脳を上手く使って免疫力をアップ

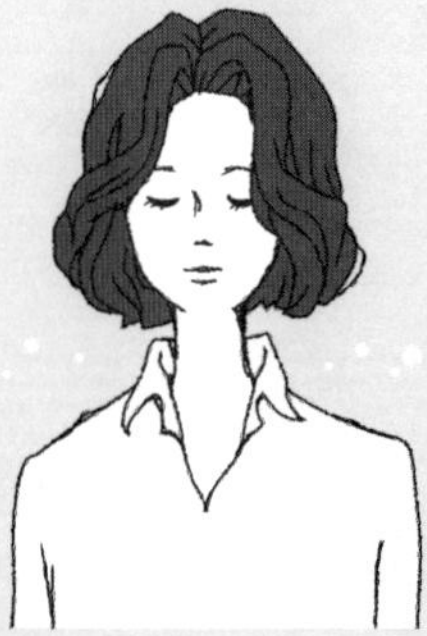

1

# あなたにとって がんとはなんですか？

## どうしてがんになったのかと、涙が止まりませんでした

私は精神腫瘍科の医師として、３０００人以上のがん患者さんを診てきました。がんと言われるとだれでも心が弱くなります。折れそうになります。そんなときに患者さんと向き合って心を軽くする「がんと心の関係」を研究する「サイコオンコロジー」という新しい分野で取り組んでいます。

がんが他の病気と異なるのは、その病気に対する重篤なイメージです。告知されたときの心情をきいてみると、少なからずパニック状態に陥ってしまうのがわかります。体の不調があって検診を受けたものの、がんと告知されたときの衝撃は鮮烈だったと患者

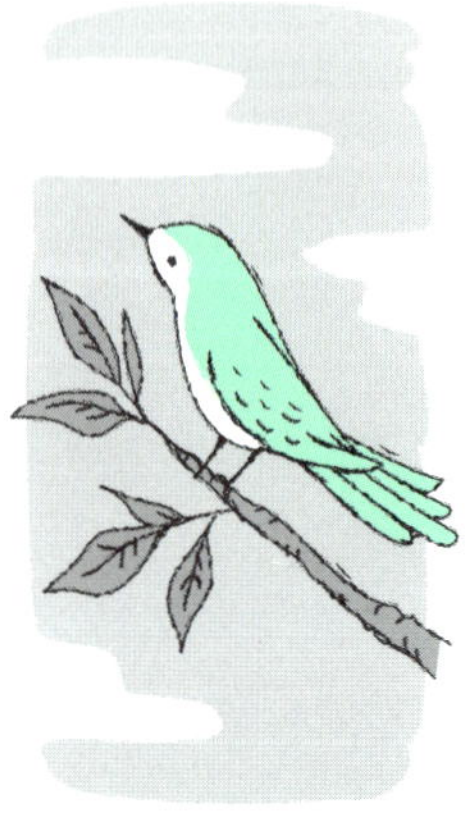

**さんは口を揃えていいます。**

「頭が真っ白になって、どうやって家に帰ったかさえ覚えていません」（30代・女性）

「お医者さんの声がその瞬間から消えてしまいました。パクパクと何か言われているのはわかるのですが、なにも聞こえなくなりました」（50代・女性）

「がんを告知されて真っ先に感じたのが、〝きっと壮絶な闘病生活を経て死を迎えるのにちがいない〟という恐怖心。がんという病気そのものより、むしろこのイメージの方が恐ろしかった」（60代・女性）

「会社にはなんと話そうか。仕事ができなくなるのか。子どもはどうしよう」（40代・男性）

## 精神腫瘍科（サイコオンコロジー）

がん患者さんとご家族の精神医療を行う診療科。腫瘍精神科ともいわれる。
精神腫瘍医はがんの治療に精通し、患者さんとご家族の支援に対して、専門的なアドバイスと最適な薬物療法を提供する知識と技術をもつ。

「なんで自分ががんになったのか。食生活も気をつけていたのに理不尽だ」（60歳・女性）

がん患者さんは驚き、悲しみとともに、「なぜ自分が、がんにならなければいけないの!?」という怒りが湧いてきます。その怒りが収まるころになると、外を歩く健康そうな人たちが羨ましくなります。この「健康な他人と病気の自分」という比較から始まって、やがてさまざまなことを比較し始める「比較の連鎖」というネガティブな考えがおそってくることもあります。

## がんになると心の変化が3段階でおこります

多くのがん患者さんは告知された後、心理的には次のように変化していきます。

### 告知後の心の反応

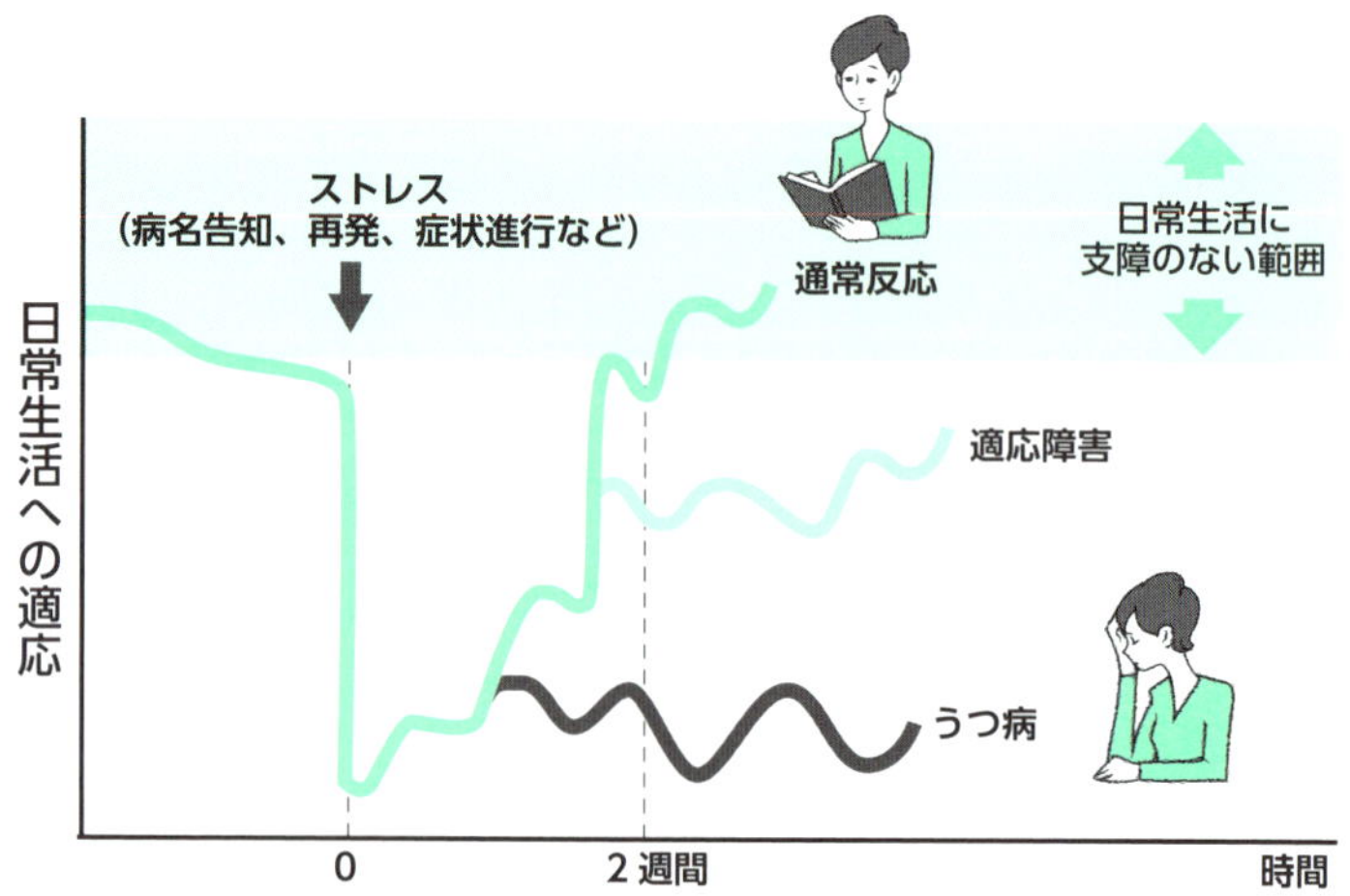

**第1段階：衝撃の段階（2～3日間）**
**第2段階：不安定段階（1～2週間）**
**第3段階：適応段階（2週間以後）**

つまり、最初の1～2日は「まさか」とか「やっぱり」と思うようで、多くの患者さんはこの時期を振り返って「頭の中が真っ白だった」といいます。そのためショックを受けるこの時期を「衝撃の段階」と呼んでいるのです。

その後は、心の動揺が1～2週間くらいは続くので、この段階を「不安定段階」といいます。楽観的になったり、悲観的になったり不安定になる時期ですが、この動揺も2週間も経過すると徐々に落ち着いてきます。

## 調査の背景

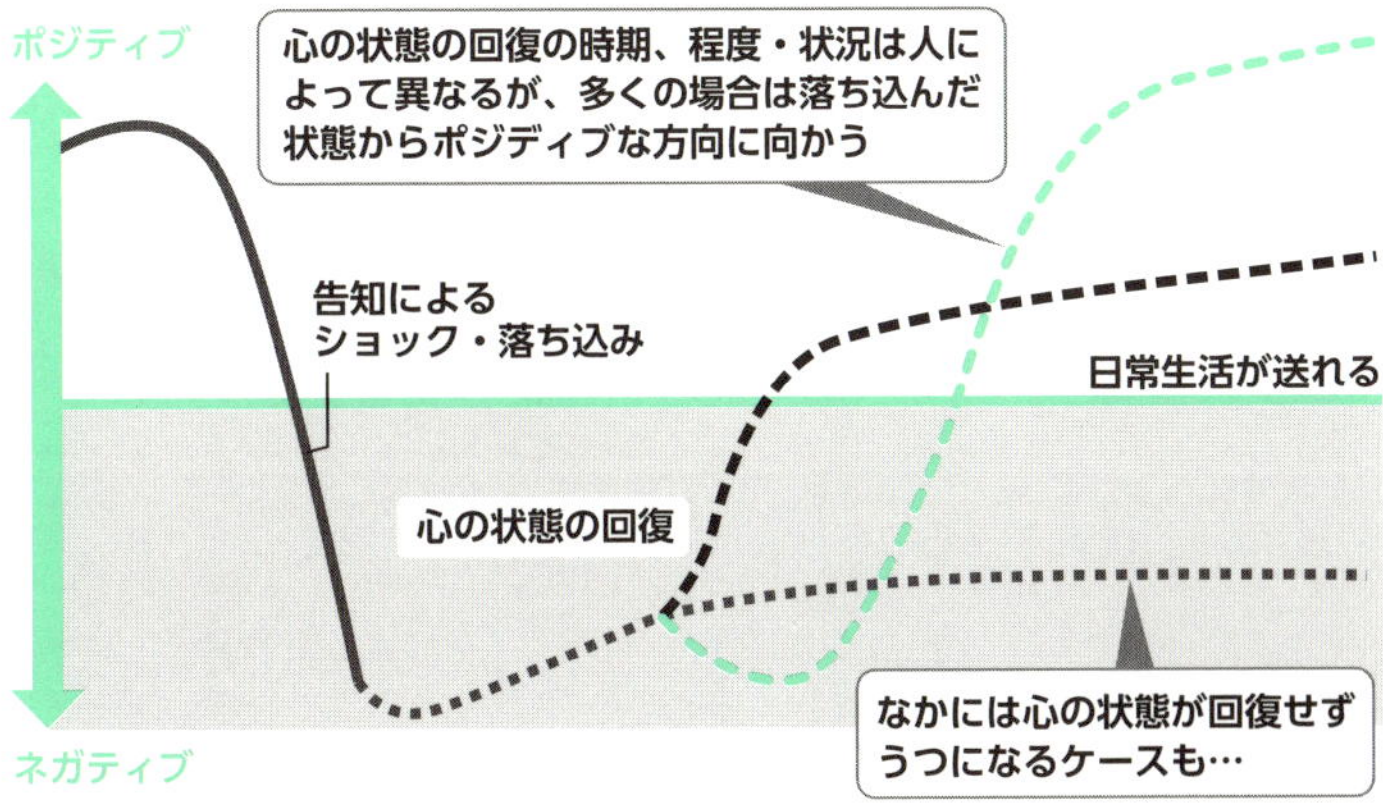


▲「がん経験者の心の変化に関する調査」2014　アフラック

やがてはがんに対して真正面から取り組み始める時期になります。つまり、この第3段階が「適応段階」と呼べる時期なのです。

がん告知が人を動揺させるのはわかります。

では、なぜ「がん」と聞くとパニックにまでなってしまうのでしょうか。患者さんにがんのイメージを聞いてみると、おおよそ次のような三つに集約されます。

**1 なぜなら、がんは死にゆく病だから。**

**2 なぜなら、やがては激痛に襲われ、壮絶な闘病生活が待っているから。**

**3 なぜなら、突然余命宣告がなされるから。**

がんを恐れる理由はよくわかります。でもがんの恐ろしさは皆さんが思い描くイメージ通りなのでしょうか？ 現実はどうなのでしょうか？ 検証しながら私の考えをお話ししましょう。

## 長生きをして治療法の開発を待つ

こんな発想の転換をしてみることはできませんか？　現在は2人にひとり以上（50％以上）が、一生に1回はがんにかかる時代になりました。しかし、人口動態から見るとがんで亡くなる人は10人に3人（約30％）となっています。では、残りの20数％のがん患者さんはどうなったのでしょう。

答えは、がんが治っているか、経過を見ている間に別の病気で亡くなるか、老衰で亡くなっているのです。

先日、国立がん研究センターの「がん患者全体の10年生存率は55％」という新聞記事を読みました。（読売新聞２０１８年3月1日朝刊）

この数字に対しては読む人の立場によってさまざまな思いを抱くと思いますが、「がんイコール死」と思われていた時代とは明らかに異なる時代に入ってきているといえます。「がんサバイバー」という言葉も日常用語化しています。

## 部位別10年相対生存率

あるがんと診断された人のうち 10 年後に生存している人の割合が、日本人全体で 10 年後に生存している人の割合に比べてどのくらい低いかで表します。
100%に近いほど治療で生命を救えるがん、0%に近いほど治療で生命を救い難いがんであることを意味します。

15～99 歳　2002 年～2006 年追跡例（ピリオド法）　男性　女性

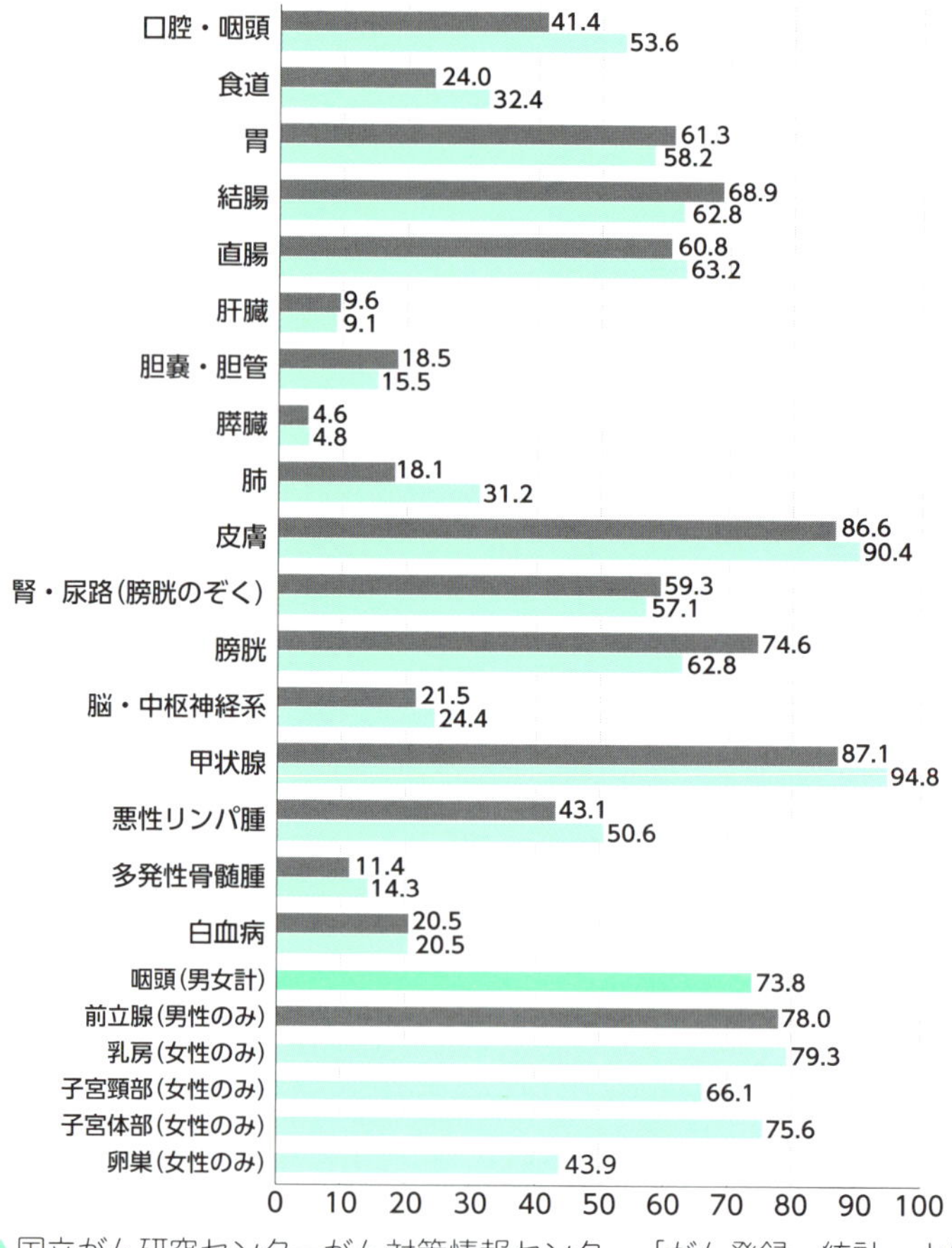


▲国立がん研究センターがん対策情報センター「がん登録・統計」より

「がん患者全体の10年生存率は55％」という数字を見ると、「私が10年後に生きている確率は55％か!?」と思うがん患者さんは少なくありません。

私がこの数字を見て思うことは、この研究の対象になった患者さんたちは、『10年以上前にがんに罹患された患者さんたちなんだ』ということです。

医学の進歩は目ざましいものがあります。この10年間でも、さまざまな抗がん剤や治療法が開発されてきました。検査技術も進み、より早期に発見、診断され、きめ細かい治療選択も可能になっています。ですから、今の患者さんたちはその恩恵にあずかることができ、はるかに長生きするのだろうなあ、と思いました。やはり、今、決め手となる治療法が見つからなくても、できるだけ長生きをして、さらなる医療の進歩を待つのが、重大な生きる目標の一つになることでしょう。

## がんは慢性疾患と同じように一生、上手につき合っていきましょう

がんの一番のリスク要因は加齢です。高齢になるほどがんにかかるリスクは高くなるのです。日本人の死亡原因の1位は男女ともがんですが、これは日本人が世界を代表する長寿国だからです。そして、日本の手術などの医療技術が発達していることで、以前はがんと診断されずに亡くなった人も、がんと診断されることが多くなっているからです。

たとえば健診で血圧が高い、血糖値が高いといった指摘があっても、適切な治療を受けて上手にコントロールし、体や心に不調を感じないかぎり、「病んでいる」と考える必要はないでしょう。

それと同じように、「がんはもはや特別な病気ではない」ということです。糖尿病や高血圧などと同じ「慢性疾患」だと考えてもいいのです。慢性期に入ったがんはそれ以上悪さをさせないように気をつけながら、一生つきあっていくような病気なのです。

毎日、心地よく暮らしていけるならば、それで十分健康だとみなしていいでしょう。とくに高齢になってからは、一つ二つの病気ぐらいなら、上手に共存していく生き方を

マスターするのが、望ましい生き方の一つといってもいいでしょう。

## 肉体的な痛みは治療でほとんどコントロールできます

がんを怖がっている人が多い割には、正しいがんの知識を持っている人が少ないように思います。

がんとは、がん細胞が原因の病気の総称です。細胞の遺伝子情報にたまたま間違いが起こり、異常な細胞が増え続けていきます。その細胞ががん細胞です。しかし、がん細胞自体に毒があって痛みを引き起こすようなことはありません。

がんは、がん細胞が集まってできた塊が体のどの部位にあるかで、「直腸がん」「肺がん」などと名付けられます。

たとえば、直腸がんで便秘になることがありますが、がん細胞が腹痛や便秘の原因そのものではないのです。がんの塊のある場所によって、直腸が便を排出する機能が阻害され便が出にくくなるためです。便秘によって痛みが生じることもありますが、がんそのものが痛みの原因となるわけではありません。

もちろん不安はつきないことでしょう。がんと聞くと、痛みや吐き気に耐えるがん治療をイメージされがちですが、それも今は昔ほど心配いりません。緩和ケアの技術やノウハウも昔とはくらべものにならないほど進んでいます。耐えられない痛みを感じる治療は少ないと思います。私が勤務していた聖路加国際病院では、肉体的な痛みは99％以上はコントロールされていました。

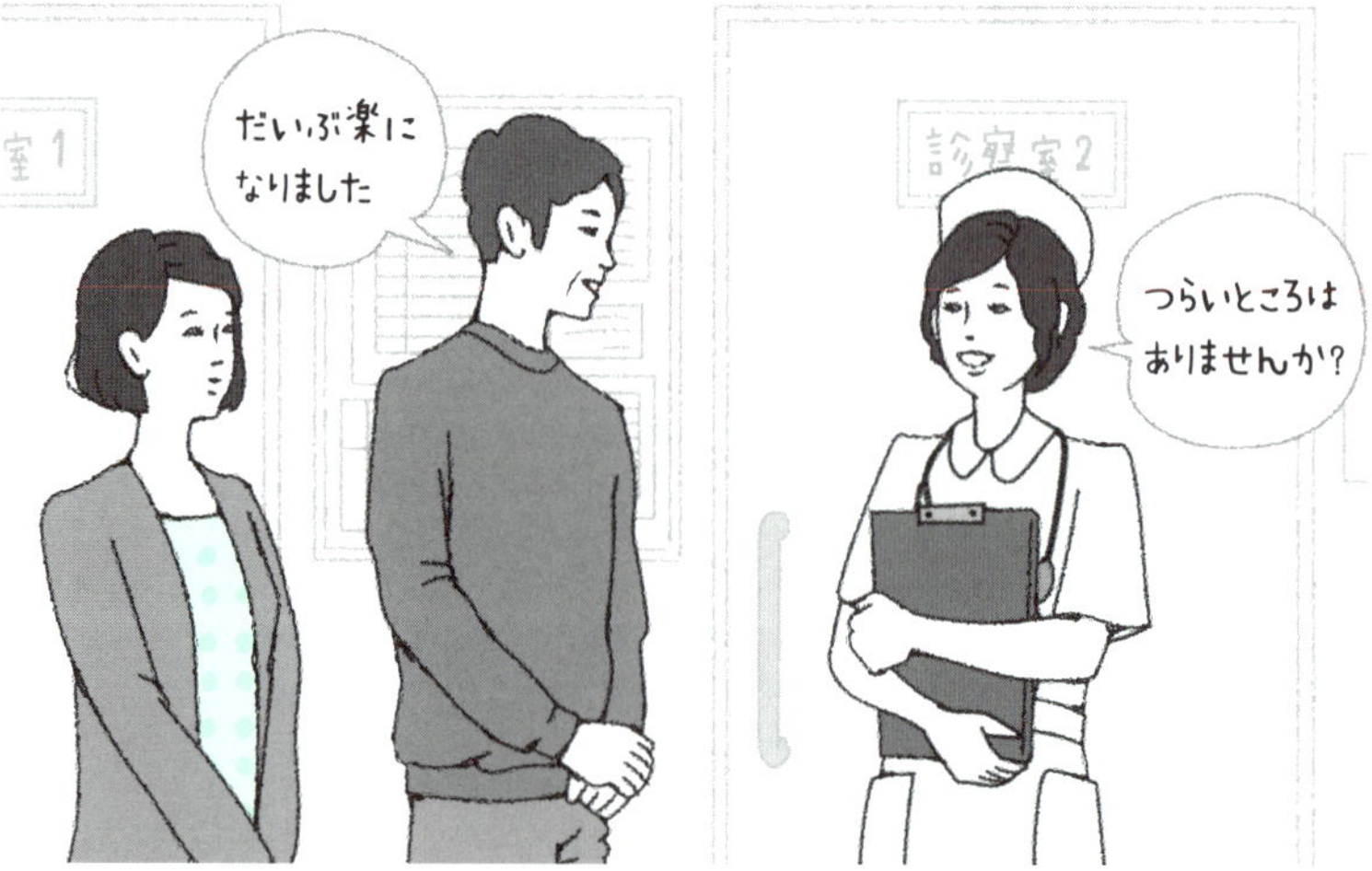
室1
だいぶ楽になりました
診察室2
つらいところはありませんか?

# 2 がんがくれた贈り物

## あなたはあと何年生きたいですか？　そして何をしたいですか？

がんは「死」と結びつけて考えられがちです。そのためがんと診断されたとき死を連想してショックを受ける人が多いのでしょう。

「死にたくない」という感情は万人共通のものです。恐怖そのものかもしれません。ですから、がんと告げられ、ましてや余命を知らされたときは、思わず涙が出たという患者さんの気持ちはわかります。「急に余命宣告されたので心臓がパクパクしてしまいました。私はあと何年生きられるのですか」「まだ死にたくありません」という方も少なくありません。

私はこのときに「ではあなたはいくつまで生きたいと思っていますか？」あるいは「い

くつなら死んでも満足だと思えますか？」と聞くことにしています。

するど、患者さんは、はたと冷静になられます。そして「具体的にはいくつまでとは考えていない」とか、「そんなに長生きを望んでいるわけではない」と答える人が多いのです。

たとえ「死にたくない」と思っても、誰にでもいつかは死は訪れます。どんな人でも死を逃れることはできません。きっと患者さんも冷静になればそのことはわかっていらっしゃるのでしょう。

死因となるかもしれない病気の存在を急に知らされた。これをいい機会ととらえて、立ちどまる時間をもってはいかがでしょうか？　がん患者でも誰でも、いつ死ぬかはわかりません。がんにならなくても、急に事故にあったり、他の病気になることはあるのですから。

ある人は余命を宣告されたことで「自分を見直すよい機会になった」といいます。さまざまな人生に答えは一つではありません。自分の生き方をこの機会にじっくり考え、プラスのとらえ方ができれば、それはがんがくれた贈り物といえましょう。

## 2年後までに、あなたは何をしたいですか？

だれもが限りある時間の中で生きていますが、がんになるとさらにその限られた時間を実感するかもしれません。

そのときに、明日のことだけを考えるのではなく、かといって10年先の遠い将来ではなく、今より少し先の未来、たとえば2年後はなにをしたいかを考えてみましょう。具体的に思い浮かべられることはありますか？

「オリンピックの会場に行って観戦したい」
「結婚した娘の孫の顔をみたい」
「海外にいる息子家族を訪ねたい」

いいですね。目標をつくると明るい顔になります。2年後とは、ステージ4の人でも十分実現可能な期間目標です。2年を目標にがんばることで、力が湧いてくるかもしれません。頭で考えるだけではなく、いろいろな行動や活動を開始して、その目標が達成できるようになったら素晴らしいです。そしたら次の目標を設定しましょう。たとえば子供や孫たちの入学式、七五三、結婚式などは、家族がまとまり、団欒《だんらん》ができるいいチャンスです。そこまで生きようという目標になります。

あれもしたい、これもしたいと考えていると顔がほころんできますね。

## がんで落ち込んでいる人の心を元気にするのが私の使命

「心のあり方」は身体に深く関係があるというのは、異論がないと思います。ということは、健康で長生きをしたいのなら「心」を元気にすることも重要ということになります。

私の専門の「がんと心の関係」については、昔はがんが心にもたらすダメージについての研究が多かったのですが、時代とともに心ががんにどんな影響を与えるかという、逆の関係からの研究が多くなりました。それが、精神腫瘍学（サイコオンコロジー）という領域です。「サイコ」は精神、「オンコロジー」は腫瘍学で、わかりやすくいえば「がんの精神科」です。

具体的にうつ病を例にあげると、がんによるショックや心のダメージが原因でうつ病になることが明らかになっている一方で、うつ病ががんの進行に悪い影響をあたえることも明らかになってきています。このロジックを展開させていくと、うつ病をケアすることががんの予後を左右するということになります。

がん患者さんの心のケアの効果では数々の研究が発表されていますので、精神腫瘍学のミッションは、まず、「がんで落ち込んでいる患者さんの心を元気にすること」なのです。

## がんになったことをいい機会ととらえ　味わい深い人生をおくりましょう

「自分の人生のこの時期に、なぜがんになったのだろうと考えるいい機会だ」と思えるようになった人は、おだやかな心境に変わっていきます。

がんになって進行が速く、非常に短期間に亡くなってしまうことは残念なことですが、一方、ある時には苦しい治療を受けたり、ある時には家族や友人の優しさに涙したり、木々の緑が「こんなにも美しかったのか！」と感動することなどをかみしめて、長い治療を乗り越えて、人生そのものを味わうことができれば、それは幸せなことです。最終的に「がんになってよかった」と思える人は、味わい深い人生を送っています。

また、「命が何より大切」と思うと、死が否定的にとらえられてしまいますが、この時、自分以外のものに関心を向けると、あなたに与えられた役割や使命が見えてくることがあります。あなたの存在が、他の人にとってかけがえのない存在だったことがわかってくると、心が軽くなるのではないでしょうか。

## 病気になった自身の体は、あなたに伝えたいことがあるはず

『養生訓』でも知られる江戸時代の儒学者、貝原益軒《かいばらえきけん》は「病気を早く治そうと思って急ぐと、かえって病気を重くする。……自然に任せるがよい」と語っています。

あれこれ心配して、ストレス過多にならないほうが、自然治癒力も働きやすいはず。自然体がいちばんといっているのです。

ただし、だれもが一生に一度だけ、治らない病気にかかります。すなわち「死」です。

## 自分にとって、〝がん〟とはなんだったのか

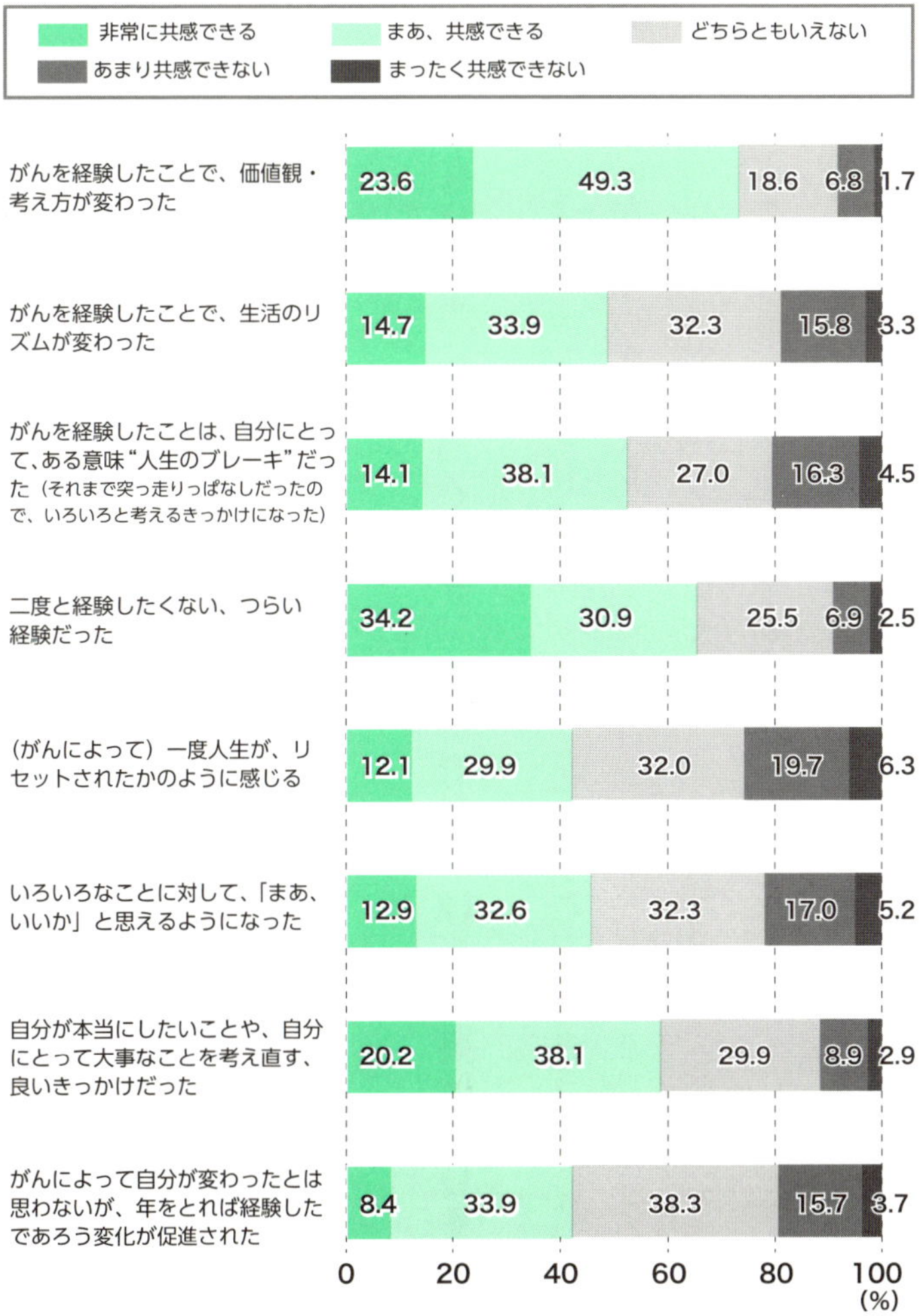


▲「がん経験者の心の変化に関する調査」2014　アフラック

その時まではどんな状態になったとしても、最後の瞬間まで自分の人生です。益軒も「養生の道はあるけれど、生まれつきもっていない命を長くする薬はない」と言い切っています。

進歩を遂げた現代の医学でもなお、治らない病は少なくありません。医師としては無力感をおぼえることも少なくないのですが、同時に「天寿には勝てないものだ」という、敬虔《けいけん》で謙虚な気持ちもおろそかにしてはいけないと自分に言い聞かせています。

## どんな心づもりで生きていくかを、急いで見つける必要はありません

がんについていえば、今では治癒が困難な病ではなく、共存して生きていくことができる病気の一つになっています。しかし、なかには治療が難しかったり、再発後、治癒の可能性が小さくなり、やがて「あとどのくらい……」と残された人生の持ち時間をおよそ予測できるようになるケースもないではありません。

ある人は、抗がん剤などの治療をこばみ、痛みのコントロールをしながら、残された日々をできるだけ体も心もおだやかに、がんに罹患したという運命を受け入れるかもし

れません。またある人は生きる使命を見つけ、最後の最後まで生命の灯を燃やし続けることにこだわる生き方を、選ぶ人もいることでしょう。

どんな心の持ちようで生きていくかは切実なテーマです。でも急ぐことはありません。自分にあった生き方を、時間をかけてゆっくり見つければよいと思います。

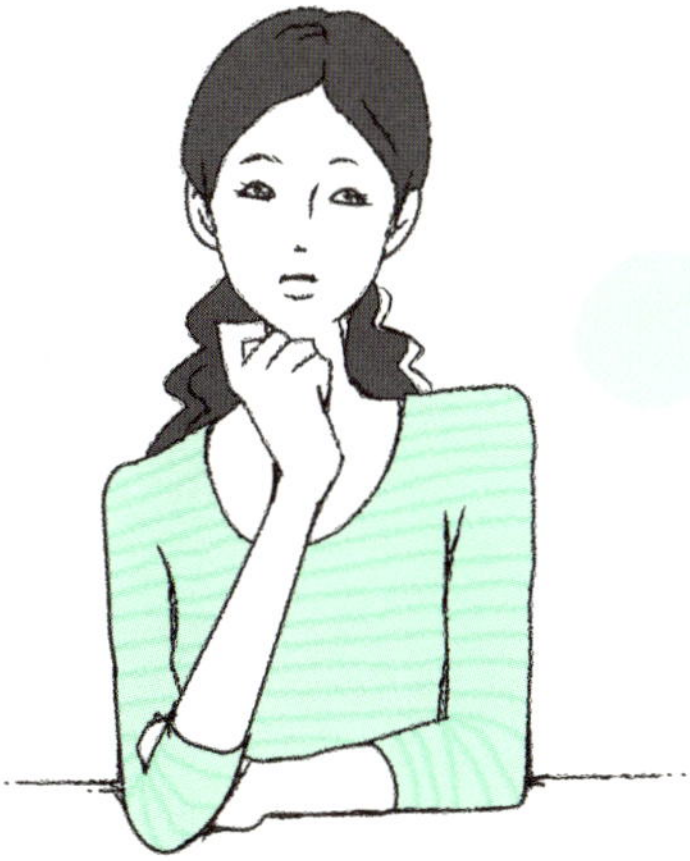

3

# がんと「うつ病」との関係

## がんがきっかけでうつ状態に

あなたは次のような症状になったことはありますか？

・抑うつ気分（憂うつ、さびしい、悲しい）
・精神機能の抑制（考えがまとまらない）
・運動性の抑制（何をするのもおっくう、外出したくない）
・身体症状（食欲がない、体重減少、頭が重い）

このような状態が2週間続くようなら、医師に相談してください。私を訪ねてくれる

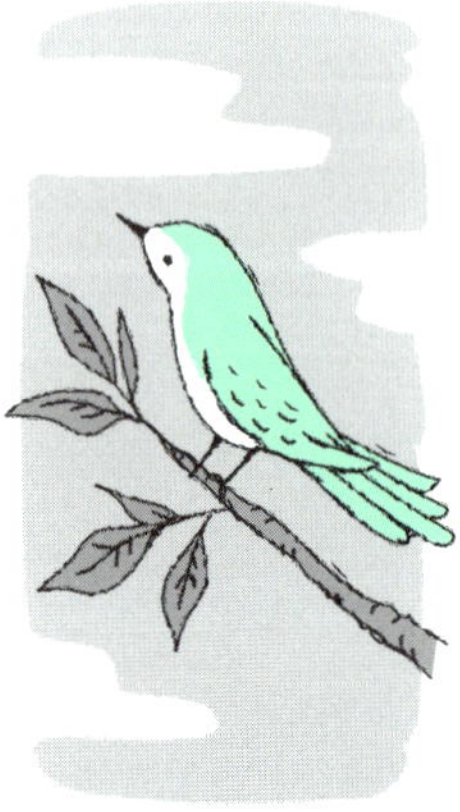

患者さんのうち7割から8割の方にはこのような症状があり、主治医からの紹介です。

とくに、がんの初期治療が一段落した段階でこのような症状に陥ることが多いようです。

心が原因だと気づいていない方も少なくありません。体がだるい、疲れやすい、食欲がないといった症状があらわれたのをがん治療の副作用と勘違いして、治療を中止してしまう人もいます。

また、うつ病自体ががんを治療する意欲を低下させてしまうことも少なくありません。「どうでもいい」「治療して生きる方がつらい」とおっしゃる患者さんもいます。治療選択にも影響します。

## うつのサイン

- ▶抑うつ気分（憂うつ、さびしい、悲しい）
- ▶精神機能の抑制（考えがまとまらない）
- ▶運動性の抑制（何をするのもおっくう、外出したくない）
- ▶身体症状（食欲がない、体重減少、頭が重い）

このような状態が2週間続くようなら医師に相談を

治療の進み具合にかかわらず再発の不安から、うつ状態になることもあります。まず心の病を治すことが再発予防にもなるのです。

## がん患者の2割がうつ病を併発

がん患者さんの2割がうつ病を併発しているというデータがあります。ただ、うつ病には前段階があって、それが「適応障害」です。

がん患者さんの30％から40％がまず適応障害になり、適応障害の何割かが「うつ病」に移行していきます。

適応障害はがんの告知を受けたときから3ヵ月以内に、日常生活に支障がでるほどの精神状態になります。症状はうつ病と似ていて、がんという強いショックを感じたためにでる反応ですが、2週間ほどたって通常は自然に良くなっていきます。それがずっと続いてうつ病になると治療が必要になってきます。もちろん、最初から症状が重い「うつ病」の人もいます。

この「うつ病」で注意しなければならないのは、患者さんが外科医や内科医に「気分が落ち込む」と症状を訴えても、「がんなのだから、気分が落ち込んでも仕方ないでしょうね」と精神面での変化に耳を傾けてくれないことがあって、それがうつ病を重症化させるケースにつながることが少なくないということです。

また、うつ病は生存期間にも影響するというデータも発表されています。

## がん患者さんがうつ病になったとき　家族や大切な人がいることが大切です

がん患者さんは「がんは治らない」ということで思い詰めてしまう人がいます。ステージによっても違いますが、これ以上悪くなって、他人に迷惑をかけたくないと自分で思い込む人のなかには「もう死んでしまいたい」という「希死念慮《きしねんりょ》」がわきますが、これはうつ病によって誘発されます。１割くらいの人に起こるといわれています。さらにひどくなると実際に自殺を企ててしまう人もいます。がん患者さんはそうでない人より自殺リスクが高いことが知られています。だれにも打ち明けられず独りでその思いを背負ってしまうとリスクが高まります。

そんなときに家族や大切な人の存在が心の支えとなることがあります。その人たちのことが思い浮かんで、それが抑止力にもなるからです。

もし、希死念慮がみられたら、必ず精神腫瘍科を受診してください。かかっている病院に精神腫瘍科がなくても、全国には「がん診療連携拠点病院」が400カ所以上あります。そこには医療連携相談室があって、その病院の精神科医・心療内科医・臨床心理士（公認心理師）と連携をとってくれたり、外部のクリニックを紹介してくれるはずです。

## うつ病になると免疫力が落ちて再発する確率が高くなります

うつ病になると免疫機能が下がるというデータはたくさんあります。がん患者がうつ病になった場合も免疫力は低下するだろうといわれていますが、そのデータはとれていません。なぜなら、がん患者さんはがんになったとたんに、免疫システムの主力となるナチュラルキラー細胞の活性力の数値が定まらなくなって、測定不能だからです。

ただ臨床的には、うつ病を併発している患者さんは、併発していない患者さんより早く亡くなったり、転移したり、再発したりする確率が高いことは経験されています。

## 「認知療法」で薬を使わない「うつ病」治療

治療であってもできるだけ薬に頼りたくないと思うのは自然なことです。ましてやがん患者さんは多くの薬物を使って治療を行っています。がん治療以外の薬を飲みたくないというのは理解できます。

精神腫瘍科の私のクリニックでは、〝標準治療〟である抗うつ薬で治療を行うケースは10%程度で、そのほかのケースでは薬を使わないで心を元気にする治療をしています。

**うつ病の非薬物療法**

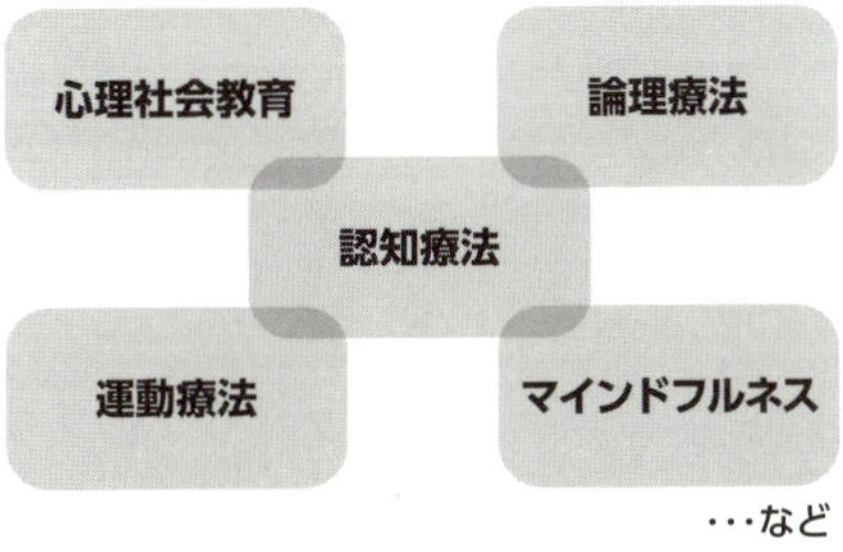


患者さんに合わせて組み合わせて行う

代表的なものが「心理社会教育」や「論理療法」や「認知療法」で、今までの考え方を修正していく方法です。

たとえば、「がんになったら死んでしまうに違いない」という思い込みを持つ患者さんがいたら、データを示しながら「がんになっても半分の人は死なない」ということを説明して、「死んでしまう」という極端な思い込みを修正していくのも治療法の一つです。

「そんな頭を使う方法は好まない」という人には次の方法、「運動療法」をすすめます。運動には抗うつ剤と同じように、セロトニン代謝を活性化する効果があることがわかっています。

「運動療法もいや」という人には、別の方法を紹介していきます。

心の元気を取り戻すための方法は人それぞれです。患者さんごとに合う方法を探していきます。

なかでも多くの患者さんに受け入れられ、高い効果を示しているのがマインドフルネスです。

4

# 呼吸法と瞑想がもたらすこと

## マインドフルネスとは今だけに集中することです

マインドフルネス（mindfulness）という言葉を聞いたことはありませんか？

もともとは瞑想法に由来する仏教用語です。意味としては「今だけに集中して過去も未来も考えないこと」です。

その第1歩が「呼吸への集中」……すなわち瞑想なのです。

前向きに生きたいのに、不安や悲しみに取りつかれて逃げられないときがあります。

こんな時こそ、負の感情に飲み込まれないためのマインドフルネスを実践しましょう。

あなたは、「負の感情の堂々めぐり」に陥ったことはありませんか。負の感情の堂々めぐりとは、考えても仕方がないことをくり返し考え、ネガティブな思考のループにはまってさらに精神状態が悪くなってしまう状態を指します。

「病気になってしまった」「入院や手術でお金がかかる」「ただでさえ生活が苦しいのに、この先どうなるのだろう」「もっと食生活に気をつけていればよかった」「病気にさえならなければ、こんなに悩まなくてすむのに…」「でも現実には病気になってしまった」「入院や手術でお金がかかる」「ただでさえ生活が苦しいのに…」

といった、たどり着く答えのない問いや、嘆きのくり返しです。

こうした堂々めぐりから脱するには、いくつかの方法があります。いちばん簡単なのは

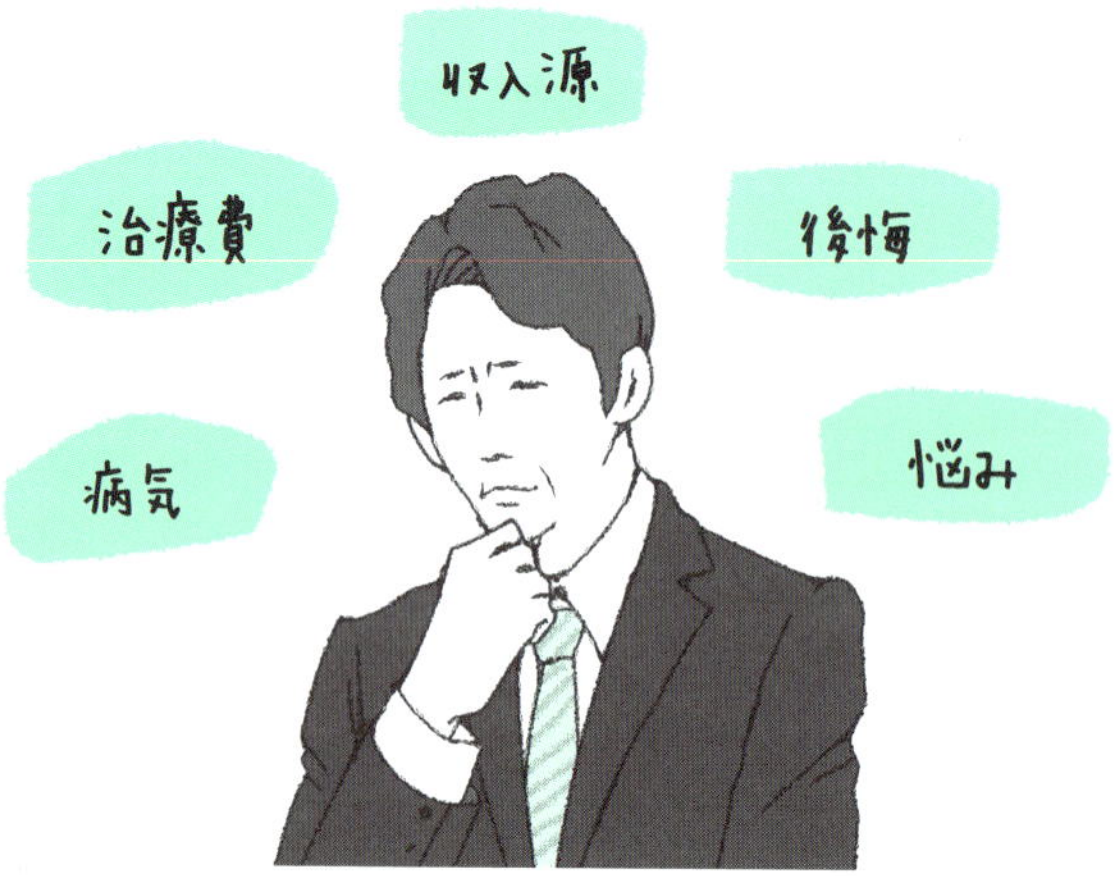

呼吸を確かめてみることです。

悲観的な考えの堂々めぐりになっているとき、またイライラしたり、ムカついたり不安を感じたりしているときの呼吸は、浅く早くなっているはずです。ゆっくり深呼吸をしてみましょう。

それだけで気分が落ちつくこともあります。呼吸には気分や心をコントロールする力があるのです。呼吸法については後ほど詳しく紹介しましょう。

## 瞑想は脳を休ませ疲労感を解消する

瞑想にまつわる最近のニュースで一番驚いたのは、ＮＨＫが夜のゴールデンタイムに「瞑想」を取り上げ、その健康効果を当たり前のように公表していたことです。ひと昔前なら、ちょっとインド思想や哲学に感化された変わり者が好むものと思われていた「瞑想」が、人気番組の題材としてお茶の間に流れたのですから、長年瞑想を身近なテーマとしてきた私にとっては衝撃的でした。

こうしたムーブメントは、やはりアメリカ発の「マインドフルネス」が世界に広がり、不動の地位を獲得したせいもありますが、瞑想の健康効果が広く知られるようになり、マスコミでも無視できないようになってきたからではないでしょうか。

そこで、「良いことがいっぱい起こる」といわれている瞑想のメリットについて、説明しておきましょう。

まず瞑想の最大のメリットは、脳の情報処理をいったんストップさせて、脳を休ませ、疲労感を解消することです。

これまで夜ぐっすり眠っても、昼寝をしても、なかなかとれなかった疲労感が、たった15分の瞑想でとれ、心の安寧を得ることができます。具体的な方法は第3章で説明しましょう。

## 自律神経を整える、かんたんにできる瞑想

人は常に、緊張モードかリラックスモードかどちらかの態勢にあります。緊張モードでは交感神経系が優位になっています。この状態は頭が冴え体もよく動き、リラックス

## 瞑想で・・・

脳を休ませる

脳の
情報処理を
ストップ
させる

脳の疲労解消

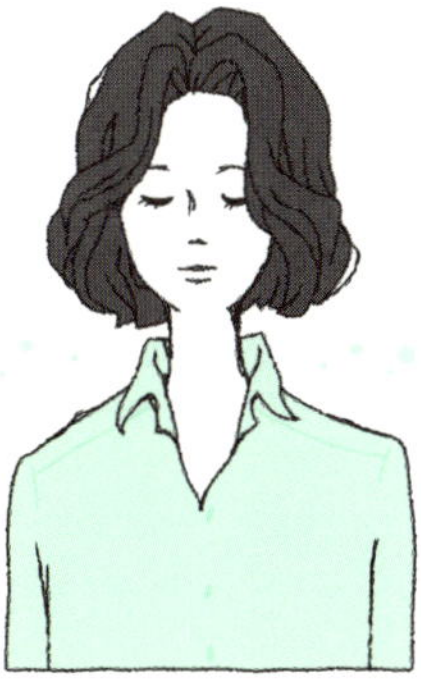

モードの際は副交感神経が優位になって、心身ともにくつろいだ状態にあります。
「自律神経」とは、この交感神経と副交感神経の総称で、24時間、この二つのモードが入れ替わりつつ私たちの体を調整しています。

ところが、強いストレスを受けたり、不規則な生活が続くと自律神経のリズムが崩れ、不眠や血圧の上昇、片頭痛、神経性胃炎、免疫力の低下などを引き起こします。

瞑想は、そんな自律神経を整えるのにとても効果的です。

効果は経験的、感覚的にも実感できますが、客観的にも認められています。最新の脳科学で分析してみると、習慣的に瞑想を行っている人は、していない人より、他人に対して強い共感を覚えたり、深い思いやりの気持ちを持つということが確認できます。

## 無色透明でナチュラルな「素」の自分を見つけましょう

私が専門としているサイコオンコロジーとは、がん患者さんの心を診る学問で、心理学や精神医学から伝統的な代替医療まで、さまざまな手法を用いてがん患者さんを元気にしようと努めています。

そして具体的には、生きる活力を増幅させるための具体的な療法や瞑想法などを研究しているのですが、なかでも瞑想を通じて驚くような回復を見せる患者さんを何人も見てきています。がん患者さんは、免疫力が著しく低下している場合が多いので、瞑想などの心理的要素が回復のキーポイントになるケースが、ほかの病気より目立つのかもしれません。

こういうと、瞑想することで考え方がポジティブになって、心身にいい影響を与えるのだと思われるかもしれませんが、そうではありません。

瞑想の目的はネガティブな考えをしなくなることや、楽観的な考え方を身につけること

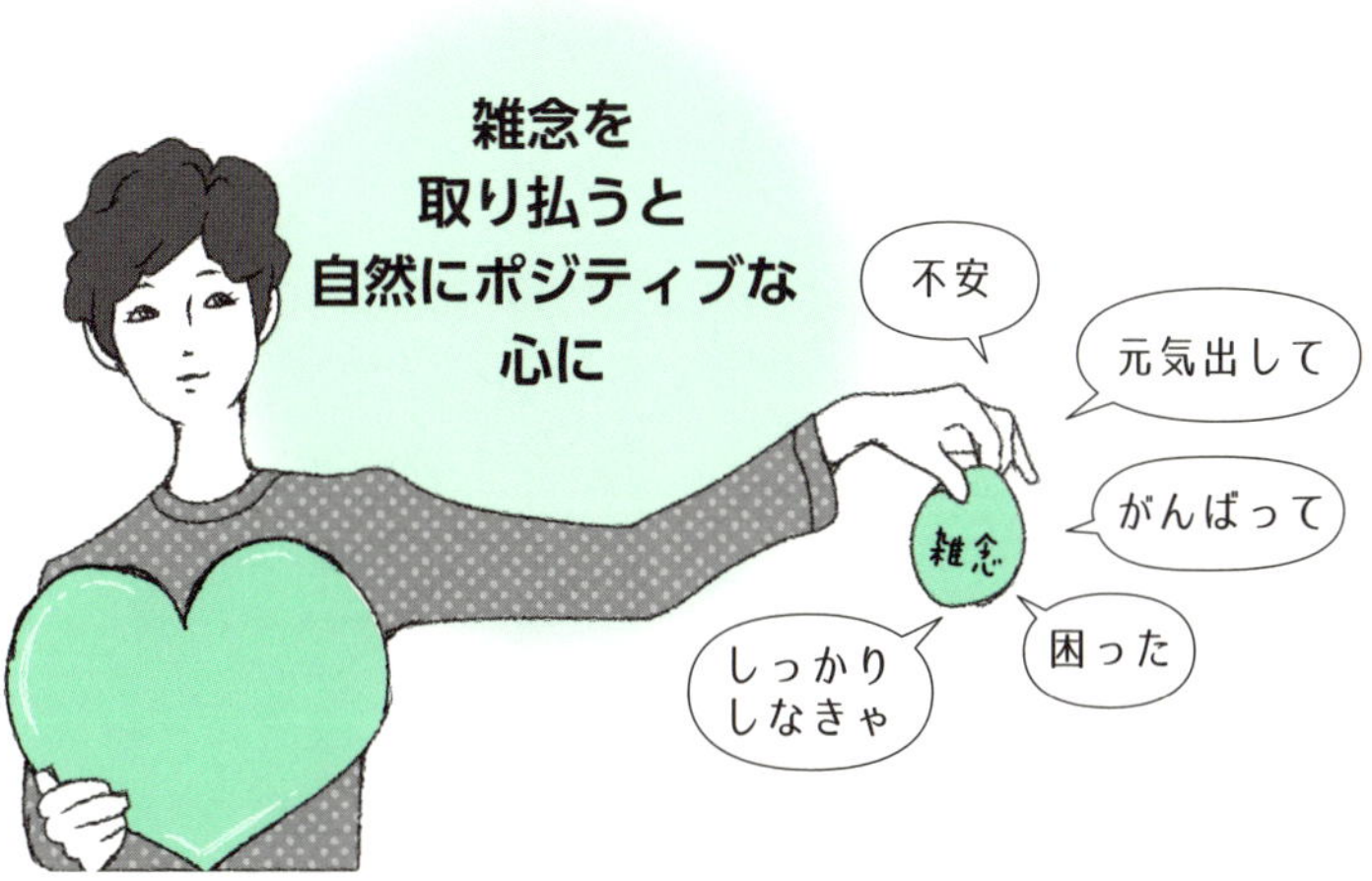
雑念を
取り払うと
自然にポジティブな
心に
不安
元気出して
がんばって
雑念
困った
しっかり
しなきゃ

ではなく、むしろ心を無色透明でナチュラルな状態にリセットすることです。「素」の自分を見つけることも、瞑想本来の大事な役割といえるかもしれません。

## インド発アメリカ経由のマインドフルネス瞑想法

マインドフルネス瞑想は1960年代、インドの仏教瞑想がアメリカに渡ったのがその起源です。マサチューセッツ大学医科大学院の教授で、同大のマインドフルネスセンターの創設者としても知られるカバット・ジンは、その仏教瞑想から仏教色を取り除き、「マインドフルネス・ストレス低減法」という8週間の行動療法プログラムを考案しました。

このプログラムが紹介されてから、さまざまな病態に対して研究が行われてきました。それをうつ病などの治療に活かす目的でアレンジしたのが「マインドフルネス」なのです。脳科学的な研究が行われてきて、いわゆるエビデンス（科学的根拠）が揃ったものが、日本に輸入されたものです。

アメリカの疾病対策センター（CDC）によると、病院に来る人の体の不調の原因のうち、約3分の2は、ストレスに関連するものだそうです。そして、医療費として支払われる金額のうち75％がストレスに関連したものだと聞けば、ストレス対策こそ福利厚生の要ということがわかります。

ストレスが高血圧や自己免疫疾患、不眠症や不安神経症など数多くの病気の原因で、ストレスを減らし、ストレスに負けない心を作るにも、瞑想が非常に効果的であるとわかっています。

グーグル、ナイキ、アップル、インテル、ゴールドマン・サックス。

これらはいずれも世界的に有名な大企業ですが、すべてマインドフルネスを取り入れて、それを経営や社員教育に生かしているのです。

バイオテクノロジー企業の従業員を対象にした実験では、たった8週間のマインドフルネスのトレーニングを受けただけで、被験者たちの不安レベルがはっきりと下がったことが報告されています。

「記憶力がよくなる」「想像力や集中力が高まる」といったマインドフルネスの効果が知られるようになると、だんだん興味を持つ人が増え、急速に広がっていきました。

また、被験者の脳を測定すると、ポジティブな考え方と関連する部位の活動が大幅に上がったことも確認され、マインドフルネスによる抗うつ効果が非常に高いこともわかりました。

ある企業の社員を、何もしないグループと、定期的に娯楽を楽しむグループ、毎日15分だけ瞑想をするグループに分けて8週間過ごしてもらう実験を行ったところ、瞑想をしていたグループの方が他の2つのグループよりもストレスに対して強くなっているのがわかりました。マインドフルネスは、企業では従業員の健康や能力を発揮するための方法としても注目されているのです。

5

# スピリチュアル　生とは何か、死とは何か

## 死は無になることでしょうか？　死の実体は何なのでしょう

私もまだ勉強中で、正直にいえば、死とは何なのか。人は死ぬとどうなるのか、よくわかりません。なんとなくわかってきたことは、「死＝無になるということではないだろう」ということです。死によって、その人の存在が無になってしまうとは考えられないでいます。

死は自然の営みの一つ。命あるものはごく自然に死を迎えます。草や木はいつかは枯れ、虫も鳥も魚も野山を跳ねる動物たちも、いつかは必ず生を終える時がきます。人の歴史を振り返っても、釈迦も、キリストも、空海も、人類史上最高の天才といわれたダ・ヴィンチも、どんな偉大な人も死ななかった例はありません。死は自然の営みの一つの

サイクルです。

人の一生に起こることの中で、もっとも厳粛なものといえるのが死。死を感じるところから、生きる意味を考えることが始まるといっても過言ではないでしょう。

## 末期がんの患者さんに出会ってわかったこと

精神腫瘍医として、緩和ケアチームに加わってから、この数年間だけでも数百人の末期のがん患者さんたちと出会ってきました。

そこでわかったことといえば、悔しそう、あるいは悲しそうにしている方たちがいる一方で、非常に穏やかに過ごしている方たちがいて、病や死への構え方が大きく二つに分かれることがわかりました。穏やかな方は全体の3割ぐらいの方です。そして、穏やかな人の割合を増やすため、なぜそのような差が生まれるのか検討するようになりました。

たとえば、人間の生来の性格をみると、「エネルギッシュな人」と「消極的な人」のどちらかに分かれます。前者は活動的で意欲的でエネルギーに満ちている人。後者は淡々としていて執着心が少ないような人です。このようにまず、「エネルギー」が多い少ないという基準で分かれます。

さらに、「スピリチュアリティ」の有り無しという軸で二つに分かれるのです。

つまり、患者さんたちは「エネルギッシュでスピリチュアリティのある人」「エネルギッシュでスピリチュアリティのない人」「消極的でスピリチュアリティのある人」「消極的でスピリチュアリティのない人」という四つの傾向に分かれるのです。縦軸と横軸で四象限に分けた図を画くとわかりやすいかもしれません。それで前の課題で穏やかに過ごせる人はどのカテゴリーの人だと思いますか？

## 穏やかな気持ちを持てる人の特性

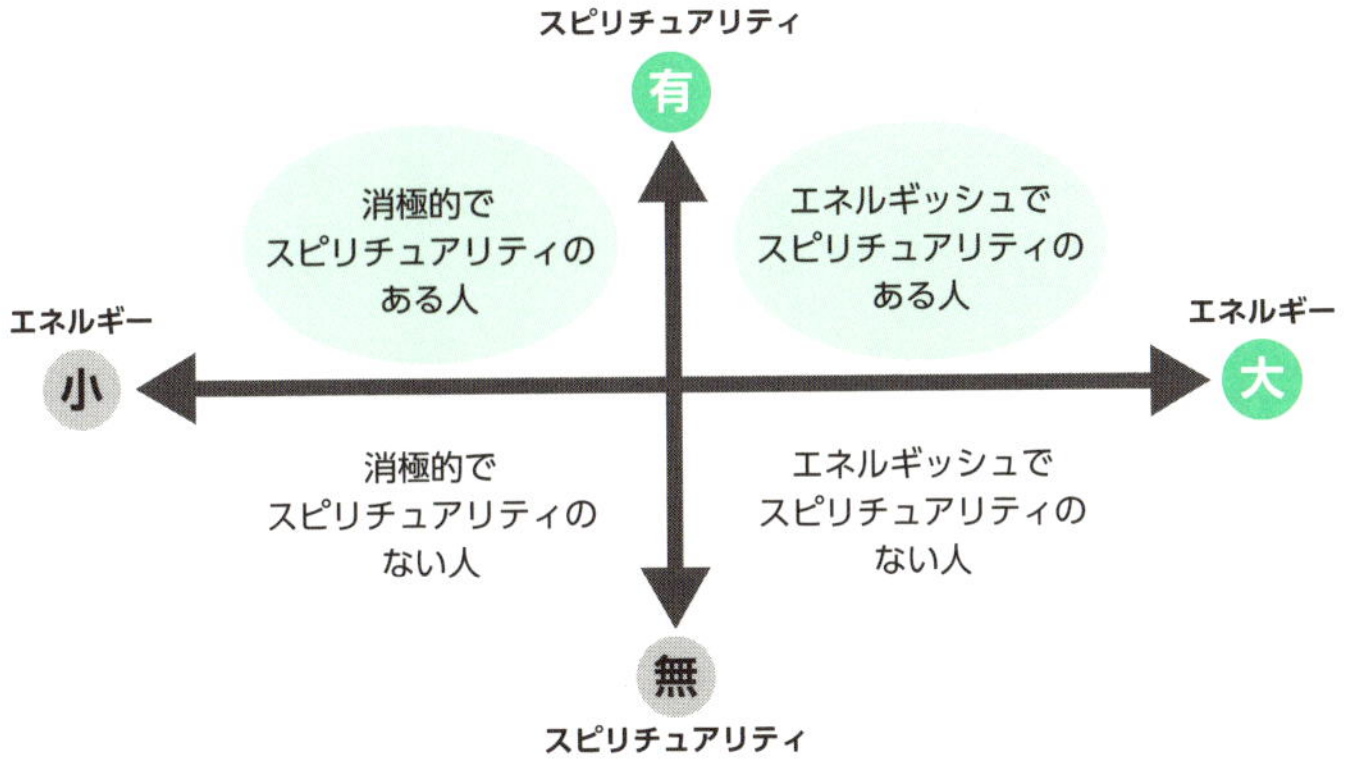

答えは「エネルギー」の多い少ないにかかわらず、「スピリチュアリティ」のある患者さんでした。スピリチュアリティのある人ほど穏やかな気持ちで死と向き合っていることがわかったのです。

その人なりの明確な死生観だったり、信仰だったり、死後の世界を信じていたり、宗教的なことに関心があったり……つまり、人智が及ばない事象や物事があることを受け入れられる死生観や人生観を持つことがスピリチュアリティのある人といえます。そのような考え方を持つことが、穏やかな日々を送ることのできる要になるかもしれません。

## 「ありがとう」と言い、「ありがとう」と言われて逝きたい

私は、自分の墓をすでに作りました。新聞などでも取り上げられたことがあるのですが、墓碑には「LIAISON（リエゾン）」と刻んであります。「リエゾン」とは、精神科医と他の科の医師が一つのチームとなって協調し、患者やその家族を最大限支えるシステムを意味する言葉です。私は、医療におけるリエゾンを進めていくことを私自身の生涯の課題と考えていて、そのために、今後もできるかぎり力を尽くしていこうと決

意していいます。その想いを墓にも刻んでおきたいと思ったのです。

そして、私は人生の最期にもっともふさわしい言葉は「ありがとう」だと思っています。「ありがとう」で人生を締めくくれれば、その瞬間に、その人生は最高の価値をもち、永久に光を放つようになるのです。

「ありがとう」と言い、「ありがとう」と言われて逝く。そうした死の後に残るのは、逝った人への清々しい思い出と、その思い出を今後に生かしてさらに生きていこうという新たな思いではないでしょうか。

こうして人から人へ、生は受け渡されていく。死は次の生のための場面でもあります。「ありがとう」は次の生に新たな生命を吹き込む言葉でもあるのです。

「ありがとう」は付け焼刃では出てこない言葉です。ふだんからまわりの人に感謝し、自分もまた感謝される振る舞いをしているか、生き方をしているか、最期の言葉には、日ごろの想いがあらわに出るものでしょう。常日ごろから、自分を支えるあらゆるものに心の底から深く感謝して生きていく。その日々の先に、「ありがとう」と言われ、「ありがとう」と言って逝く日が訪れるのではないでしょうか。

6

# 単純でおバカな脳を逆手にとって免疫力アップ

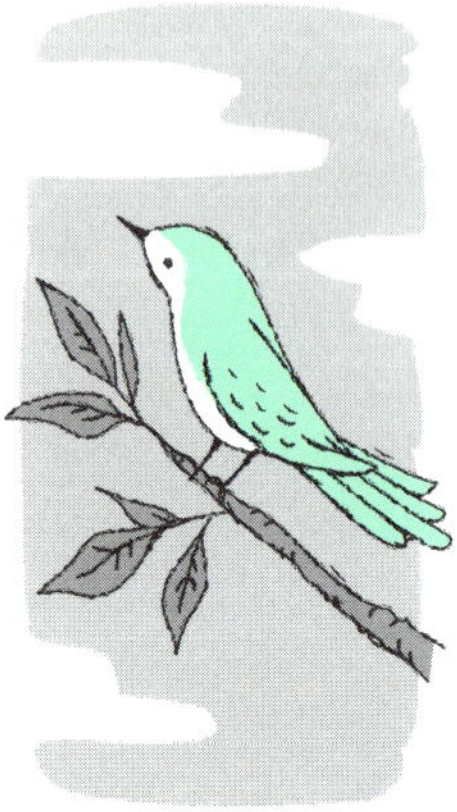

## 心が安らかになる幸せホルモン「オキシトシン」を出す方法

人は不安や恐怖を感じると、体内で神経を興奮させるノルアドレナリンが分泌され、血圧や心拍数が高くなります。

逆に心が安らかになるとオキシトシンが出ます。オキシトシンは脳から分泌されるホルモンで社交性や愛情に関わっています。そして体内の自律神経を整え、ストレスをなくし、免疫力をアップさせることがわかっています。

ミシガン大学、デューク大学、ウィスコンシン医科大学などでストレスに関する研究をしてきた高橋徳医師の研究によると、ストレスが加わると、ＣＲＦ（副腎皮質刺激ホルモン放出ホルモン）が増え、免疫機能が低下したり、炎症が起こりやすくなったりします。そのＣＲＦを抑えるには、脳からオキシトシンを放出させることが有効だとわかったそうです。

やる気を出させるドーパミン、心を安らかにするセロトニン、痛みを抑えるエンドルフィンの働きにもオキシトシンは関わっているといわれています。

おいしいものを食べる。いい香りをかぐ。好きな音楽を聴く。美しい景色を見るなど、五感を刺激することで、オキシトシンはたくさん放出されます。好きな人とのハグ、キス、セックスなど、体に心地いい刺激を与えることでも、オキシトシンの分泌は促されます。

愛情や親しみを持って人と接することで、自分にも相手にもオキシトシンは分泌されます。直接相手と接しなくとも、関心を持つだけでもオキシトシンの分泌は促されます。オキシトシンが「愛情ホルモン」ともいわれるのはそのためです。

## 脳は根暗でネガティブなことを際限なく考え続けます

ここまでがん患者さんの抱きやすい精神面の問題、また精神面の状態が体の状態に強く影響していることをお話ししてきました。

その精神面を制御しているのはもちろん脳です。この脳をコントロールして、より快適な状態を作り出しましょう。コントロールしていくことはとても大切です。なぜなら脳はほうっておくと自然にネガティブなことを考えてしまうからです。

脳は危機から身を守るために適応してきた歴史からか、不安や心配事を集めたがる性質があります。過去の記憶から後悔のネタを探したり、将来についてはネガティブな見通しを掲げたりしま

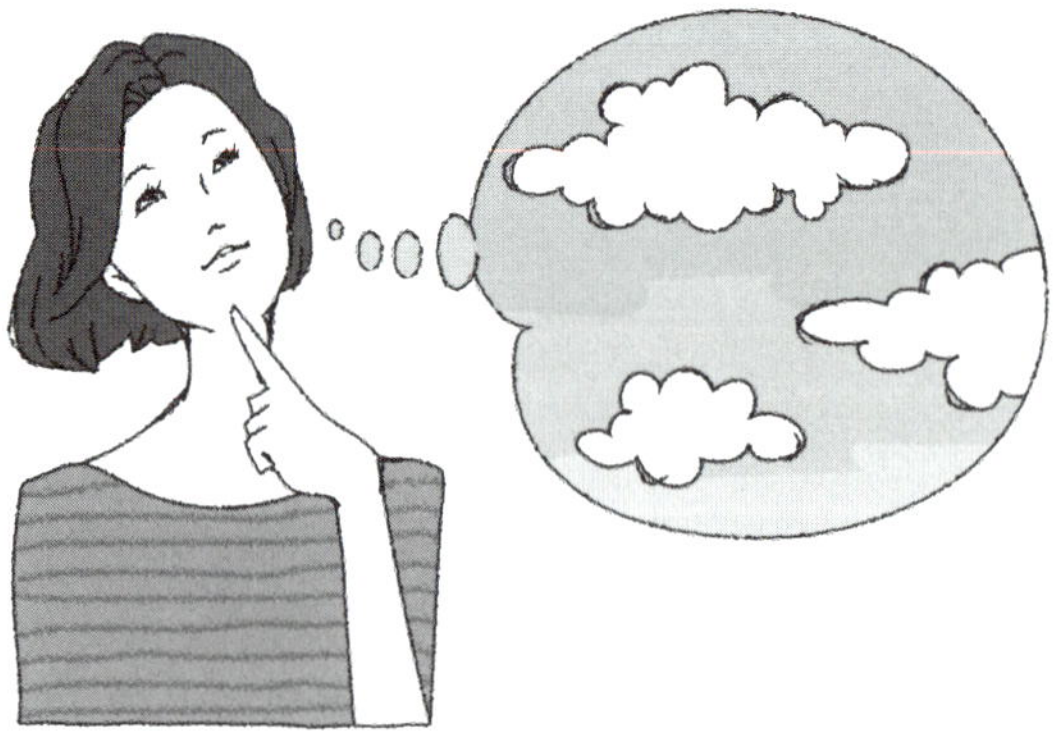

す。ですから落ち込んでつらい気持ちになったとき、ふとその気持ちが脳によるものだと気づくことができれば、そのネガティブ思考から抜け出すことができます。

強い悲しみに心が折れそうなとき、不安で落ちつかなくなったとき、心に青空のイメージを描いてみましょう。そしてそこに浮かぶ白い雲を悲しみや不安の感情に見立てます。感情に溺れてしまいそうになったときは、「これは脳の働きなんだ」と考え、のんびりと白い雲が浮かんで消えていくのを眺めていましょう。

もちろん現実のつらい事実は消えませんが、それ以上のなにものでもないことを思い出すことができます。

この根暗なネガティブ思考は、脳のおバカな性質の一つといえますが、脳のおバカな性質はもう一つあります。それは一度に一つのことしか集中できないという点です。次はその性質をコントロールする方法を考えてみましょう。

## 根暗の脳から主導権を取り戻すにはひとつのことに集中すること

脳をコントロールするなどと聞くと、ひどく難しいことのように思えるかもしれません。でも実はとっても簡単なことで、主導権を取り戻すのは簡単にできるのです。

脳は、根暗なことを考えるという特性と、一つのことにしか集中できないという特性を持っています。

しかし、悲しみという感情を作り出しているのは間違いなく脳で、悲しむのは脳の機能でもあるのです。

ですから、「何でこんなに悲しいんだろう」「何でこんなにつらいのだろう」と考え込まず、「ああ、また脳が悲しみという感情を作った」と、客観的な視点で眺めてみましょう。

脳が作り出した感情は永遠に続くわけではありません。

たとえば、窓を磨いたり、編み物をしたり、アイロンがけをするなど、手元に集中する家事は、脳が食いついて離れません。つまり、手元のほうに意識がいって、脳の落ち込みの感情がお留守になるのです。

ですから、「ああ、暗いことばっかり考えてしまう」と思った時は、無理に明るいことを考えようとするのではなく、別に集中できることを探せばよいのです。

私のいちばんのおすすめは、お風呂場の掃除です。目の前のカビや汚れを落とすことに集中していれば、暗い気持ちは忘れられますし、掃除が終わるころにはネガティブな感情も峠を越し消えてなくなっています。

おまけにバスルームがピカピカになるわけですから、一石二鳥ではありませんか。さらに、きれいになったお風呂でゆったり温まれば、最高のリラクゼーションタイムを手に入れることができます。

大切なのは、ネガティブな感情を作らないことではなく、負の感情に溺れないことなのです。

## ゆっくり呼吸を整えるだけでイライラは軽減していきます

負の感情に溺れないために、深呼吸と瞑想も役に立ちます。

イライラしたり、不安を感じたり、心配なことがあるときの呼吸は、浅く速くなっているということを先ほどお話ししました。不安や恐怖などを感じると、体内で神経を興奮させるノルアドレナリンが分泌され、神経が緊張し、血圧や心拍数が高くなり、呼吸も浅く速くなってしまいます。こうしたとき、呼吸を意識的にゆっくり深くすることで心身の緊張を解き、イライラを軽減することができるのです。

また、瞑想もリラックスに役立ちます。「感覚の管理人」といわれる視床《ししょう》には、外から入ってきた知覚データを脳に送り込む役割がありますが、瞑想中は処理する情報量が大きく減少します。

脳の見張り番をする網様体《もうようたい》も、瞑想している間は警戒体制を解いて、パトロールを休憩します。働き者の脳も、瞑想中はちょっと一服し、全体にトーンを落として、省エネモードになっているのです。

瞑想状態の脳波を調べたところ、普通は浅い睡眠をとっているときに表れるシータ波がみられました。脳がリラックスしている時にはアルファ波、活動的に動いているときはベータ波が出ることはよく知られていますが、睡眠に移行したときに多く出るシータ波が瞑想中に出ることは、また新しい発見です。

これは、瞑想中の脳は睡眠中に似た状態で、脳の海馬《かいば》などの部位をゆっくり休ませているということですから、脳にとっては絶好の休憩タイムになるのです。瞑想でまどろみながら頭がリラックスできるなら、こんなに楽なことはありません。

最近では瞑想による脳波の出し方次第で、自閉症や認知症の症状や、慢性的な痛みが改善される可能性があると考える研究者も現れ、今ではそれを治療に生かすための臨床実験も次々と行われています。日本の医療施設でも認知症の治療に瞑想が取り入れられ始め、短期間で症状が改善した例もあるといいますから、今後が楽しみです。瞑想はイライラ解消にも効果があるのです。

## 免疫機能を上げるのは「笑い」と「祈り」

私が現時点で考えているお手軽な免疫機能増強法をお知らせしましょう。その一つが「笑い」です。伊丹仁郎《いたみじんろう》医師による、よしもと新喜劇を見に行って大いに笑うというユニークな実験では、新喜劇を見に行く前に比べて、後では血液中のＮＫ細胞が増加していたという結果が出ました。ＮＫ細胞はがん細胞を攻撃する細胞です。つまり笑うことによって免疫力が増加したのです。

アメリカの症例では、雑誌編集長のノーマン・カズンズという方は、町中のビデオショップからお笑いもののＶＨＳテープを借り切って、ホテルに閉じこもり一日中笑いこけていたそうです。その結果、ホテルのボーイさんからは気味悪がられたそうですが、１／５００の寛解率である難病の膠原病《こうげんびょう》を克服しました。彼はその後、ＵＣＬＡに招聘されて教授となり、がん患者のグループ療法の研究で成果を上げました。

笑いのほかのもう一つの免疫機能増強法は、他人のために祈ることです。自分のことではなく、誰か気になる患者さんやお友達がいたら「○○さんが早くよくなりますように」と祈ってあげることです。これは「慈悲の瞑想」といい、実践編で詳しく説明します。

# 診察室から

精神腫瘍医である私の診察室には、日々多くの患者さんやご家族が訪れます。その患者さんやご家族の声をお聞きしていると、がんの治療や病状と向き合っているうちにみなさんがそれぞれ、前進するための土台であったり、支えとなったりするなにかを自ら見出されるのを知ることができます。みなさんの声をご紹介します。

## とびっきりの笑顔で人に会う　36歳　女性

36歳の乳がん患者さんが肝臓に転移したのは手術してから4年後のことでした。抗がん剤が奏功して肝臓転移部分は縮小しました。1年後今度は脳に転移したのです。幸いまだ小さい転移巣だったので治療を受けるために他の病院に入院しました。

数週間後には、とびっきりの笑顔で私の診察室に入ってきました。「おっはー（おはようの意味）！　保坂先生を元気にするために戻ってきました」といいます。私も思わず握手をしながら、「お帰り！」と答えてしまいました。

ここで重要なことは、「先生を元気にするために戻ってきました」という表現です。これは精神分析的に言うと、「投影性同一視（Projective identification）」という防衛機制です。自分自身の認めたくない部分を対象に投影し、その対象をいたわるような言動のことです。失恋した帰り道、雨に濡れた子猫を見つけ、「かわいそうに…」と抱き上げてあげる時にも、この防衛機制が使われています。

彼女がいないときに、お母様に「お嬢さんの場合、今までも困難な状況があったと思うのですが、これまではどのようにストレスを乗り越えてきたんですか？」と尋ねてみました。お母様は「あの子はいつも部屋を閉め切って、ひとりで悲しみの底までいって耐えて、２、３日後には笑顔で家族の前に現れるんです」と答えてくださいました。

この患者さんの場合、度重なる乳がんの転移が見つかる度に、きっとひとりで悲しみの底まで行って耐えて、２、３日後には笑顔で、たとえば、「おっはー！　保坂先生を元気にするために戻ってきました」といって再登場するんだということがわかりました。

がん患者さんの場合、再発・転移を告げられた後の反応を予想するには、これまでの大きなストレスへの受け止め方や乗り越え方を問診で訊いておくことは、大切なことだと学びました。

## がん難民　60歳　男性

60歳の進行性前立腺がんの患者さんは、あるがん専門病院でホルモン療法を中心に治療していたのですが、医師の配慮を欠いたある言葉に傷つき、治療を止めてしまいました。もともと、積極的で研究熱心な患者さんなので、さまざまな代替療法も試していました。その中で、拙著『がんでも長生き心のメソッド』（マガジンハウス）を読んでくださり、代替療法（?）の一つとして外来に来てくださいました。（私の外来は代替療法について一緒に考えることはあっても、代替療法を行っているわけではありません。

念のため）

話を伺った私から飛び出た言葉は「これじゃ、『がん難民』じゃないですか！　だめですよ、正規の治療に戻りましょう」と、病院の泌尿器科の医師を紹介しました。前立腺がんは、多発性骨転移もみられるとのことで、前立腺切除術が必要でした。たまたまキャンセルが出た手術枠に入ることができ、前立腺切除術を受けました。骨転移についても積極的な治療を希望されます。

ただし、その検査の段階で厄介なことに、大腸がんの肝臓転移まで見つかってしまいました。さすがにショックかと心配されましたが、驚くことに患者さんはがっかりするどころか、躊躇《ちゅうちょ》する外科医にお願いして大腸がん切除術まで受けることができました。私の所に来て10日間の出来事です。

その後は主治医は腫瘍内科に変わり、肝臓転移・多発性骨転移のために抗がん剤治療に通っています。遠方に住んでいる方なので、腫瘍内科で抗がん剤の点滴をするために来院した日に、時々、私の外来にも元気な顔を見せてくれます。抗がん剤の治療は辛そうですが「あの時、保坂先生に会えて本当に良かったです」と言ってくださるので、私までもらい泣きしてしまいます。

『ステージ4をぶっ飛ばせ』（主婦の友社）的に言えば、自分の病気については徹底的に勉強し、どこでどのような治療が行われているのかを研究するくらいの勢いが必要なんですね。

## 祈りの瞑想に救われた日々　32歳　男性

7歳年上の妻の乳がんがわかったのは、8カ月前のことです。

腕を上げる動作をするときに、引きつれるような感じがあって、変だと思って病院へいったところ、乳がんが見つかりました。

がんを知らされたとき、妻は静かにうなずいて医師の話をきいていました。もちろん、内心は激しく動揺していたと思いますが、病院に行く前からいろいろインターネットで調べていたので、ある程度覚悟ができていたのかもしれません。

それにひきかえ私の方は、青天の霹靂《へきれき》というか、ハンマーで頭を殴りつけられたようなショックを受けてしまい、その日は家にどうやって帰ったかも覚えていないほどです。

妻は風邪一つ引かないような健康体で、結婚してから寝込んだことすらありません。そんな妻がまさかがんになるなんて、思ってもいませんでした。

さらに、私は父親を肺がんで、母を子宮がんで亡くしていますので、「きっと、妻も死んでしまうんだ。また自分一人になってしまう」という思いに取りつかれてしまったのです。

がんが見つかってからすぐに治療が始まりました。おかげさまで、手術がうまくいき経過も順調だったのですが、私の不安はどうしても消えません。

それどころか、「再発したらどうしよう。再発が見つかったら、もうだめかもしれない」と、そんな事ばかり考えてしまっていました。おかげで、不眠症に加えて片頭痛に悩まされ薬を手放せない生活を送っていたのです。

他人様から見れば、「奥さんが大変なのに、病気でもないお前がなにをやってるんだ」と叱られて当然なのですが、それくらい妻が病気になることは、自分にとってショックなことだったのです。

そんな折、妻が「今日ね、病院で『祈りの瞑想』(後述)、『慈悲の瞑想』っていうのを教えてもらったの。すごく気持ちが落ち着くのよ。一緒にやってみましょうよ」と言い出しました。

「瞑想」と聞くとなんとなく怪しげなイメージがあって気が進まなかったのですが、妻が熱心に何度も勧めるもので、習ってやってみました。

静かに呼吸をした後、妻が言ったことを復唱しながら祈りました。正直なところ始めるまでは半信半疑でしたが、やってみると、不思議と心がホッとしてきたのです。

効果を実感することができたうえに詳しく聞くと、「祈り」の効果には科学的にも裏付けがあるというのを知り、がぜんやる気が起きました。

一人でもできるというので、私はその方法を紙に書き写し、自宅の壁に貼りつけて、時間のあるときに実践。もちろん、妻がいる時は一緒にやりました。

「祈りの瞑想」をくり返し行っているうち、不安は次第に薄くなり、夜も眠れるようになりました。気がつくと、頭が痛くなる回数も減っていました。

これがどうしてなのか、私には説明ができませんが、確実に私の心は落ちつきを取り戻していきました。

もちろん、妻の体が心配になるときはありますが、以前のように限りなく落ち込んでしまうようなことはありません。物事を客観的に見られるというか、不安に溺れなくなったのです。

今では、瞑想が日課になって、心も体もとても調子がいいです。これからもずっと続けていくつもりです。もちろん、妻もとても元気です。

# 第2章

# 呼吸法で免疫力を上げる（実践編）

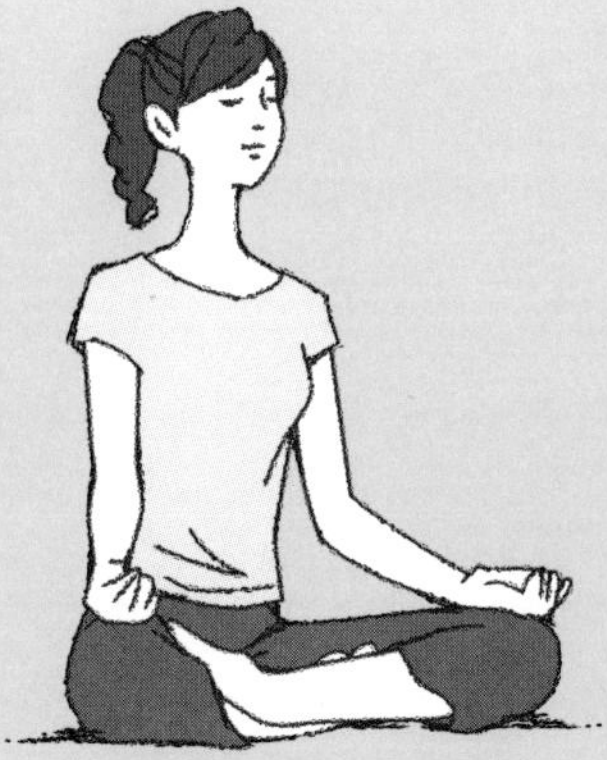

1

# 免疫機能を低下させるのはストレスの仕業です

## がまん強いがん患者さんはストレスがあっても自覚がありません

がん患者さんのなかでも、がまん強くがんばり屋さんの方は、体が発する「休め」というサインを見逃すか、たとえ感じても無視しがちです。

頭痛や疲れを感じるようになっても無視してしまいがちで、もしかしたら病気のサインも見て見ぬふりをしていたかもしれません。

また、がんになってからは、がんのためにさまざまなストレスがかかり、それを感じながらも無理に封印している人が多いように見受けられます。

「がんということで、人から特別な気づかいを受けたくない」とか、「病気のために仕事をできないとは言いたくない」といったまわりの人に対する遠慮などが知らず知らず

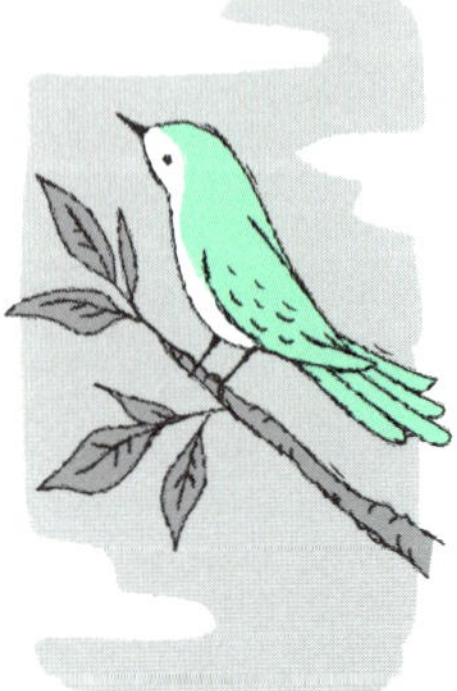

のうちに重なり、ストレスになっているのかもしれません。

内閣府の調査（２００８年）では、「あなたは日頃、ストレスを感じますか？」という質問に対し、「ややストレスを感じる」「とてもストレスを感じる」と回答した人の合計は、57・５％で過半数を占めていました。年代別に見ると40代が一位で69・１％。青春真っ盛りの10代でさえ、52・０％がストレスを感じています。

その理由は、収入や家計に関すること、仕事や勉強がほぼ同率で40％近く、職場や学校における人間関係がそれに次ぐ約35％でした。

がんばり過ぎのがん患者さんは逆で、体がストレスを感じているのに、自分ではストレスと受け止めていない傾向にあります。医師の脈診で「強いストレスを受けている脈ですよ」と言われて初めて、自分がストレスにさらされていたと気がついたという方もいます。

## ストレスと脈拍

先ほどの患者さんのようにストレスは脈にも表れます。

ストレスを強く受けると、それが原因で不整脈が起こることがあります。心臓の動きには自律神経が深く関係しています。適度なストレスは全身に血液を送り出すために必要ですが、強いストレスが長く続くと自律神経のうち、緊張モードで優位になる「交感神経」に異常が生じて、心拍のリズムに乱れが生じやすくなるのです。脈拍が異常に速かったり、不規則になったりするので、脈をとるとストレスがあるかないかの目安になります。

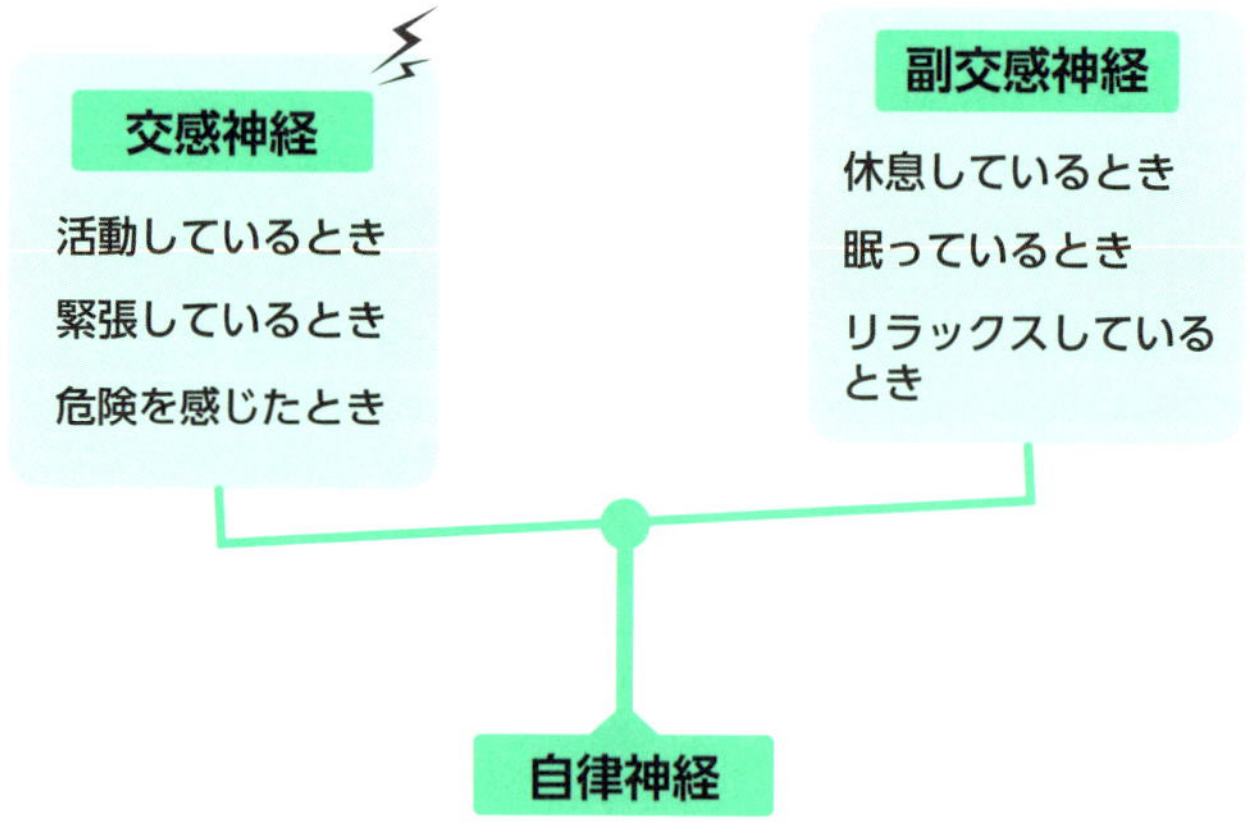

## 自律神経の乱れがストレスの原因になります

自律神経は24時間休むことなく、２つのモードを入れ替えながら、体を調整し続けます。自律神経が正常であれば、活動的に過ごす日中に対して、夜休養をとるために外が暗くなったころから「副交感神経」が優位に切り替わります。夜が更けるほど体もゆったり鎮まってきて、体力や神経が回復できるように働きます。また次の日の朝になると、交感神経が優位になり、体もしっかり活発に働くようになります。

自律神経、すなわち交感神経と副交感神経の切り替えが上手にできなくなると、不眠や片頭痛、血圧のリズムが戻らなくなります。なにより、免疫機能が低下しかねません。自律神経の正常な働きのためには、きちんとリラックスする時間を作ることが大切です。だからこそ、ストレスの多いがん患者さんは〝静〟のストレス解消法である、リラクゼーション法を身につけて、もとの状態にもどすことが大切になってくるのです。

2

# 自律神経のリズムを整える四つの〝静のリラクゼーション〟法

自律神経のリズムを整える〝静のリラクゼーション〟の方法を四つご紹介しましょう。

Ⅰ．「カンタン腹式呼吸法」
Ⅱ．「漸《ぜん》進《しん》性《せい》筋《きん》弛《し》緩《かん》法《ほう》」
Ⅲ．「自己を催眠にかける自律訓練法」
Ⅳ．「心地よさを五感で感じるイメージ療法」

私はこの四つを各1セットずつ毎日行っていますが、合う合わないは人によって異なるかもしれません。試してみて、これならリラックスできると思う方法を見つけ（1種類でも2種類でもよいです）、毎日続けてください。

時間は、合計で1日10分でも20～30分でもかまいません。何度か行ううちにリラック

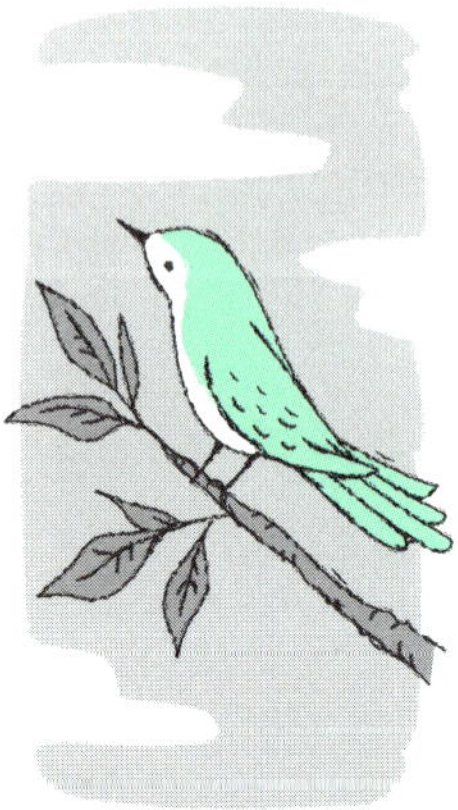

スして気持ちよくなる時間が自然にわかってくるはずです。

また、どのリラクゼーションがどのような人に向いているか、私なりに分析してみたので参考にしてください。

「カンタン腹式呼吸法」は、比較的どなたにも向いています。体調がよくないときは、ベッドで横になっても行えます。

「漸進性筋弛緩法」は簡単な動作なので、どなたにも向いています。立っても座っても、ベッドのなかでも可能です。

「自己を催眠にかける自律訓練法」は、どちらかというと理屈っぽいタイプの人にはちょっと難しいかもしれません。素直で信じやすい方のほうが上手くいくようです。

「心地よさを五感で感じるイメージ療法」は、イメージ力が豊かなクリエイティブな方、右脳型のタイプの方に合うようです。

## I. 1日10分どこでもできる カンタン腹式呼吸法

1日10分でもOKです。家の中でも、通勤電車の中でも、ウオーキングをしながらでもできます。背もたれのあるイスに腰かけるなど、楽な姿勢でやってもかまいませんし、仰向けに寝た状態でもできます。

はじめのうちは5回くらい、慣れてきたら10回、20回と増やしていきます。このとき、吐き出すのを先にする「腹式」で呼吸することが大切です。

自律神経が乱れると呼吸が浅くなってしまいがちです。日常生活の中でも意識してきちんと深く呼吸することが大事です。深く呼吸をすることが大事ということを忘れないためにも、デスクや家の中に「腹式呼吸」と書いたメモを貼り付けておくとよいでしょう。気がついた時に1日数回腹式呼吸をするだけで、ストレスから受けるダメージを軽くできるのです。

## カンタン腹式呼吸法

### ①口をすぼめて、息をできるだけゆっくり吐き切ります。

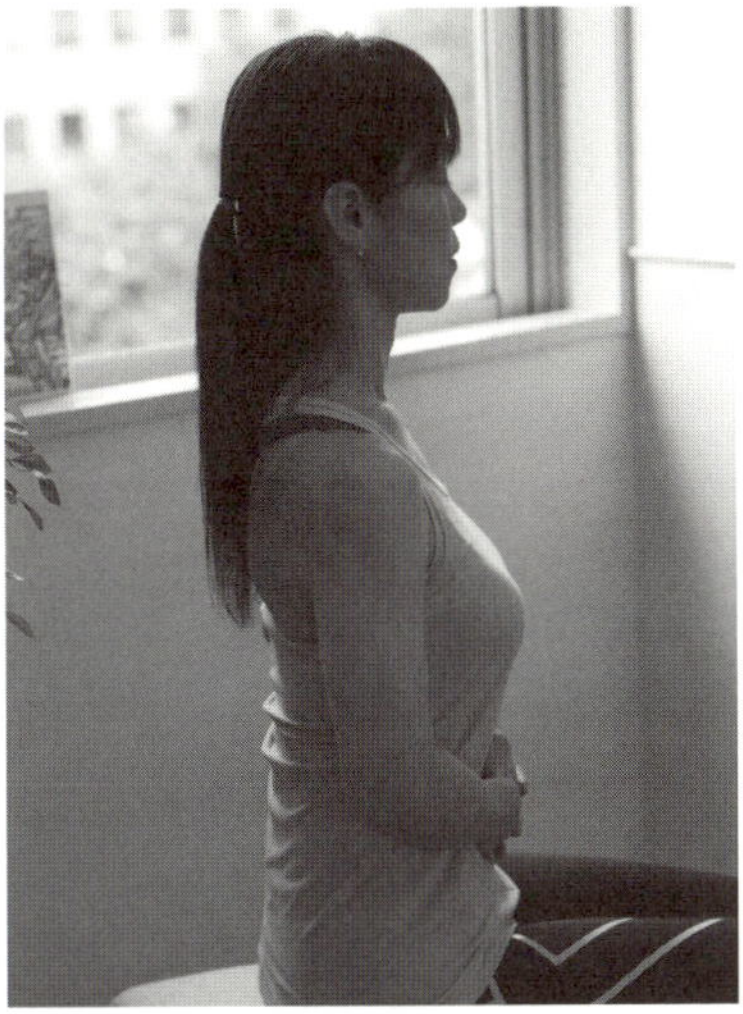

つい、吸い込むほうを先にしてしまいがちですが、吐く方が先です。
お腹に手を当てて、だんだんにへこんでいくのを感じてください。
自分がゴムボールになったイメージでするとやりやすいでしょう。
体から全部息を吐き出しましょう。

### ②今度はゆっくりと鼻から吸い込みます。

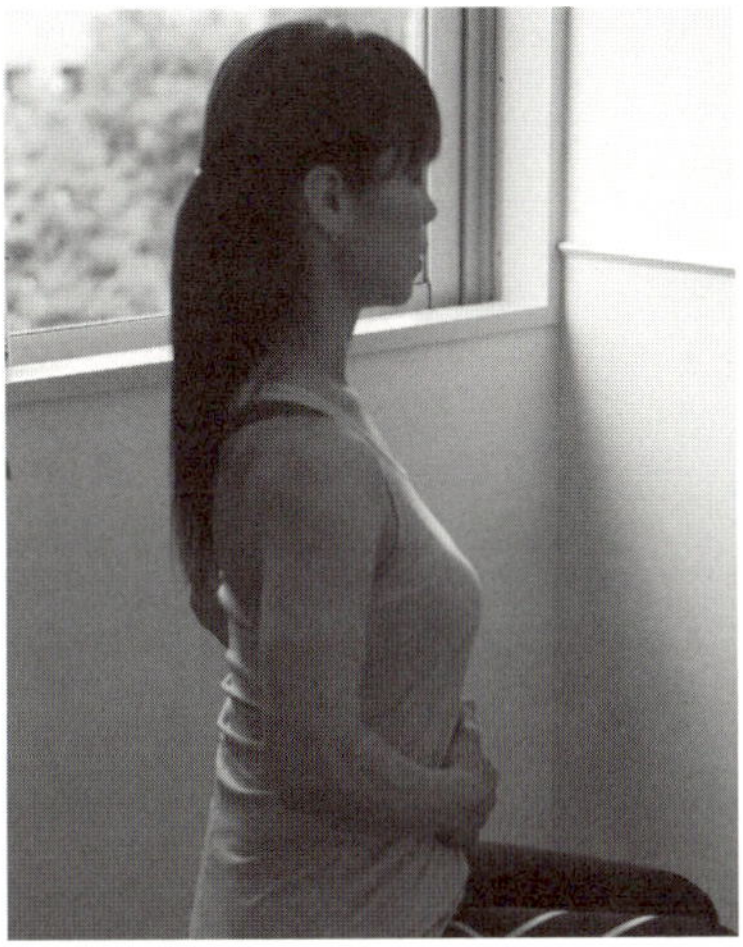

丹田《たんでん》（おへその下あたり）に空気をため込む意識を持ちましょう。

③もうこれ以上吸えないというところまできたら、
また口からゆっくりと息を吐き出します。

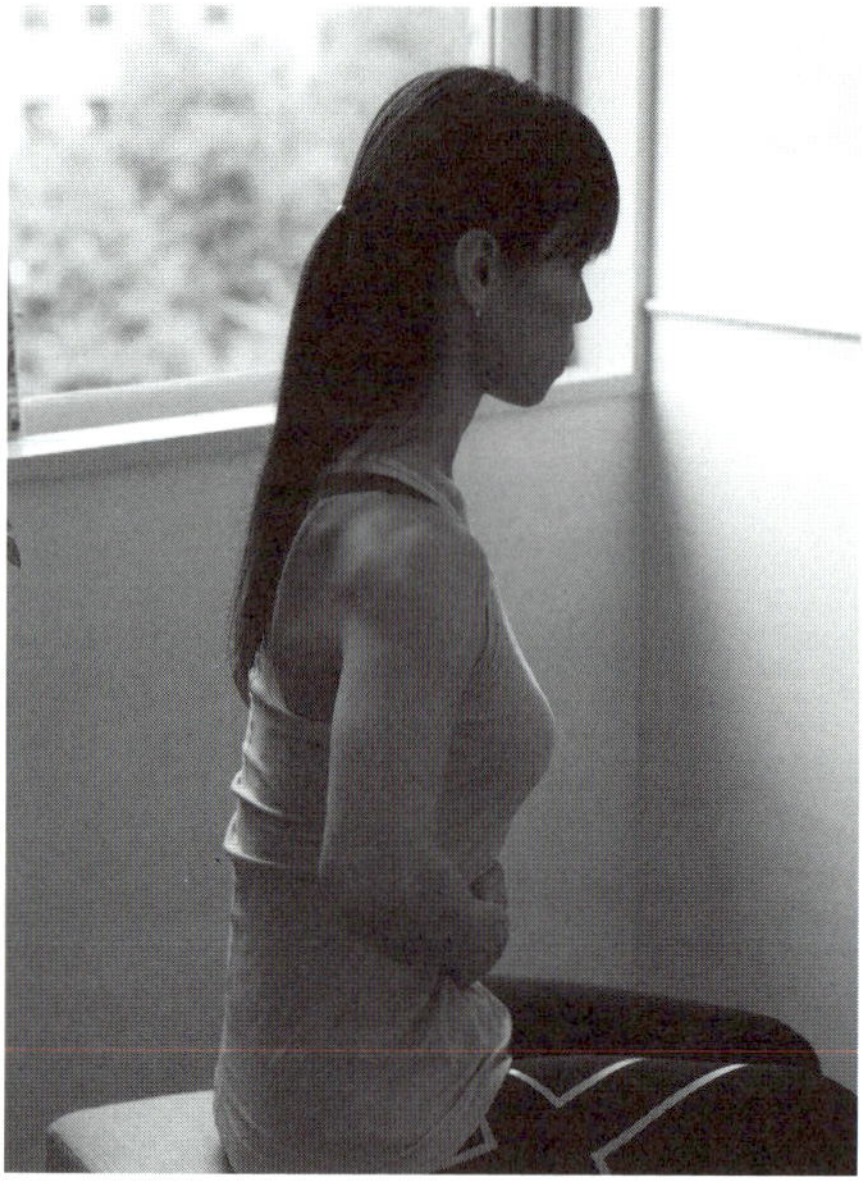

吸い込むときより倍の時間をかけ、体の中にたまった悪いものを全て出す、そんな気持ちで呼吸すればより効果的です。

## ●なぜ腹式呼吸をするとストレス解消になるのでしょうか

「生きる」＝「息をする」というくらい呼吸は大事です。ストレスを受けると呼吸が浅くなり、体が不調になるといわれています。

浅い呼吸は胸で速く呼吸するので、呼吸に関わる肋間筋《ろっかんきん》を多く使います。負担がかかるうえ交感神経の働きで緊張が続くことから肩こりになったり、疲れやすくなるのです。

一方、横隔膜《おうかくまく》をゆっくり動かす深い呼吸である腹式呼吸は、副交感神経の働きを高めてリラックスできます。

具体的に呼吸を比較してみましょう。

## ●胸式呼吸

朝のラジオ体操で最初に「さあ、大きく息を吸って背伸びの運動…」というのは胸式呼吸です。大きく胸部をひろげるようにして息を吸い込みます。十分吸い込んだら、自然に息を吐き、胸をしぼませます。息を吸うときに交感神経が覚醒されるといわれています。

●腹式呼吸

息を吐いてから吸うのが基本。老廃物やストレスを流すように少しずつ息を吐きます。すると横隔膜が上がり、肺が上に縮むので内臓が上に動きます。そのあと鼻から吸うと横隔膜が下がり、肺が大きく伸びてその下にある内臓が押され、血液の循環がよくなります。

## Ⅱ．全身の筋肉をゆるめる漸進性筋弛緩法《ぜんしんせいきんしかんほう》

全身の筋肉の緊張を順々にゆるめていく方法で、体と心を開放します。

①手を握り拳にしてギューッと限界まで握り締めます。

②しばらく（約10秒）息を止めてから、ふわっと力を抜くと、指の筋肉が芯からゆるみます。

これが筋肉の仕組みを利用して、全身の筋肉を次々にゆるめるメソッドです。体のいろいろな部分を順番に弛緩させることから漸進性と名付けています。厳密にどこからゆるめるかは決まっていません。

## 手の運動

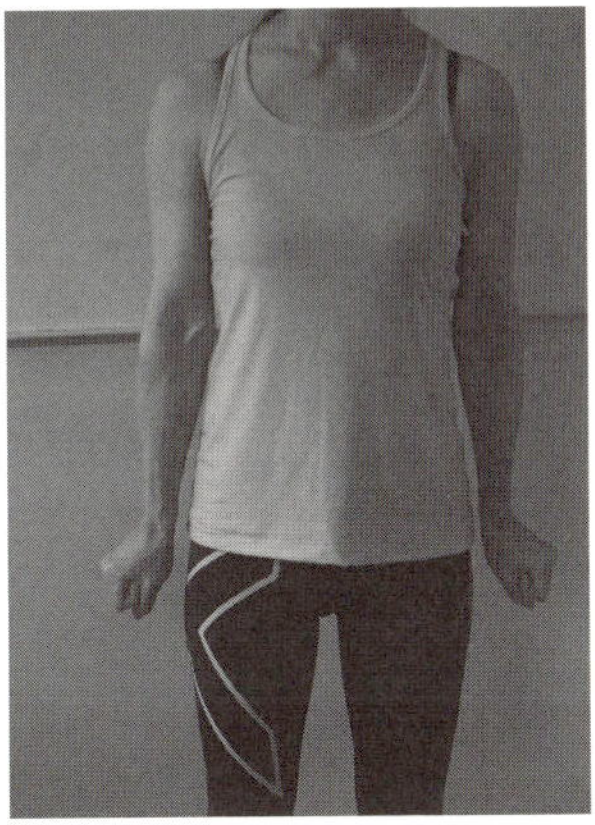

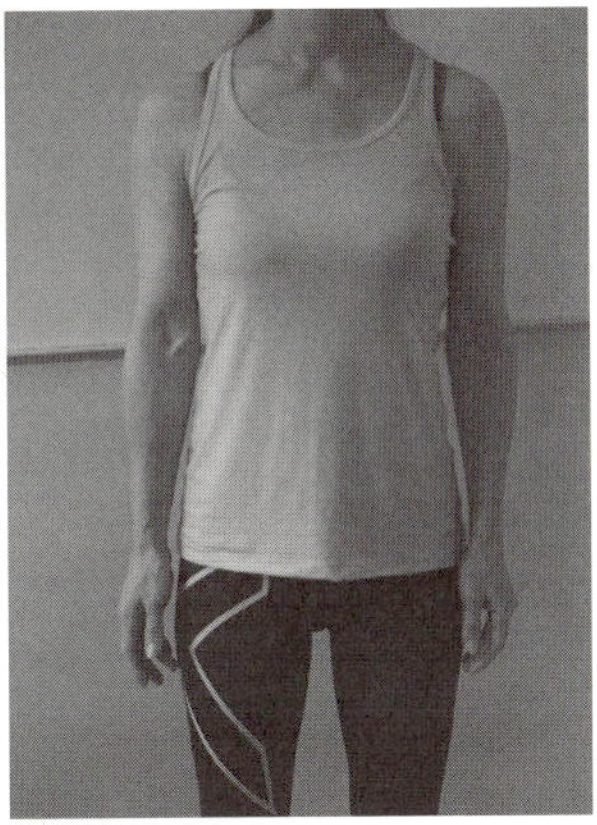

❶ 手を握り拳にして、ギューッと限界まで握り締める

❷ しばらくの間（約10秒）息を止めてから、ふわっと力を抜く

## 足の指の運動

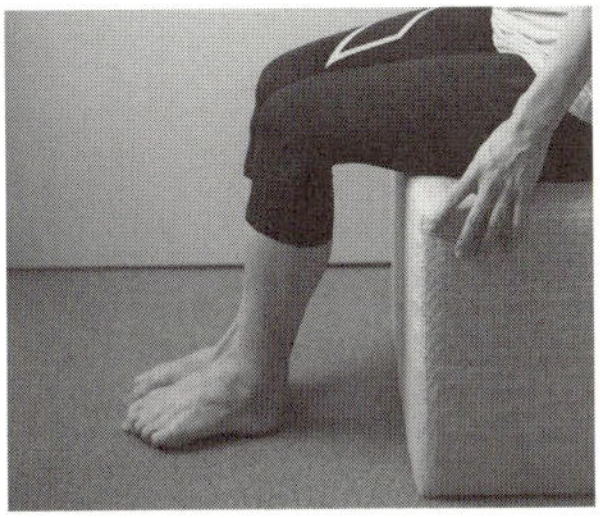

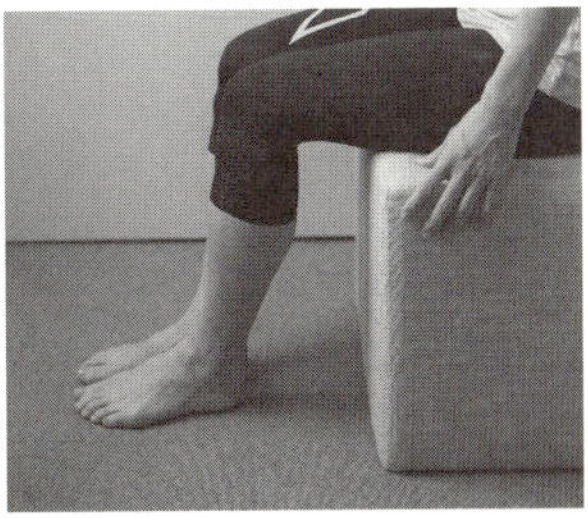

❶ 足の指をギューッと握って力を入れる

❷ ふわっとゆるめる

全身の緊張をゆるめると、心の緊張もほぐれてきます。呼吸を止め10秒くらいギューッと力を入れた後、一気に脱力するのがキーポイントです。

脱力した後で先ほどの腹式呼吸を数回くり返します。

下半身から始める方法もお勧めです。まずは足の指をギュッと握って脚全体にギューッと力を入れて、一気に抜きます。

次はお尻の周りに力を入れて、息を吐きながら一気に力を抜きます。

次は、お腹、背中、肩と、体のパーツを一つずつ力を入れてはゆるめて行きます。

### 肩の運動

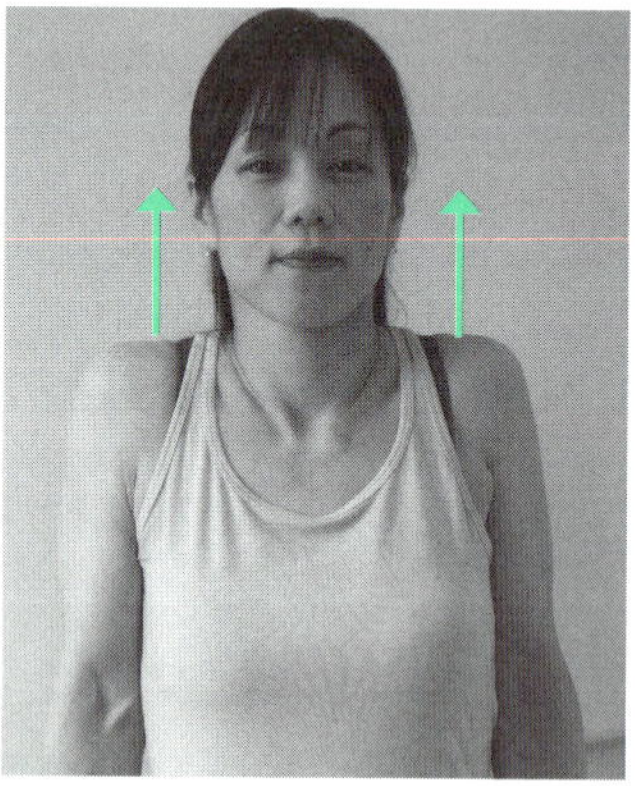

❶ 肩をすくめ力を入れる

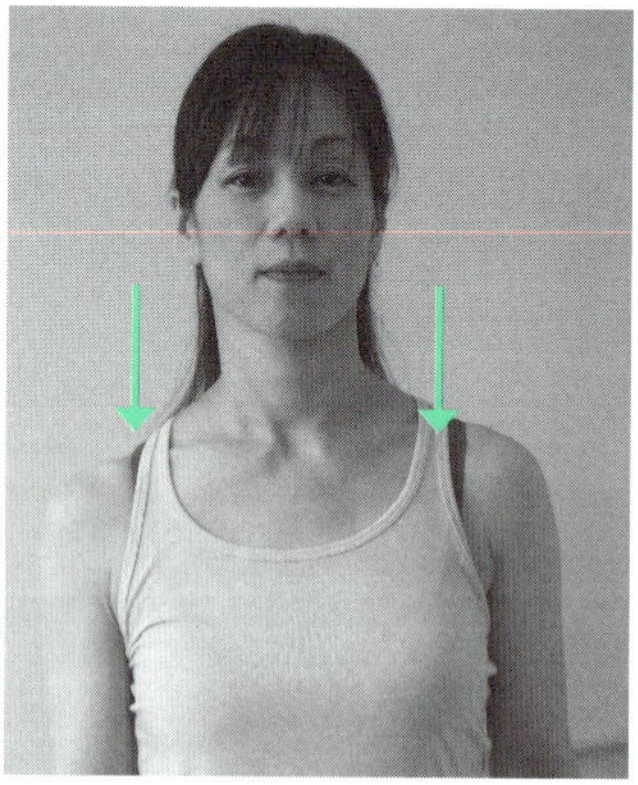

❷ すとんと力を抜く

## Ⅲ．自分自身を催眠にかける自律訓練法

静かな場所で、椅子に座っても、寝ていても行えます。体を締め付けない服装ですることがポイントです。目を閉じて、ゆっくりと呼吸して、「体がリラックスしていいな」と心のなかで唱えてから行いましょう。

①頭の中で「右手がだんだん温かくなる……」と3回、心の中で唱えます。
②右手が温かくなってくるのをゆったり待ちます。だんだん右手が温かく感じられてきます。
③同じように左手も行います。次は足。右足、左足と一つずつ「だんだん温かくなる……」と心で唱えて、温かくなるのを感じます。
④そして「両手両足が温かい」と3回心のなかでくり返します。全身が温かくなるのを感じます。

自律訓練法はもともとは、ドイツの精神医学者Ｊ・Ｈ・シュルツ教授が考案したリ

ラクゼーション法を簡略化したものです。ストレスを緩和したり、自律神経の状態の改善が期待されます。

## Ⅳ．心地よさを五感で感じるイメージ療法

座ったり横になったりできるだけ楽な姿勢をとって目を閉じます。心地よい旅の思い出の地など、行きたいところの光景を思い描きましょう。

どのような風景がいいかわからないときは、世界の風景の画集やカレンダーなどを見たりして、イメージを膨らませてみましょう。心地よく感じられるイメージであれば、空想の中の風景でもよいです。

風景を思い浮かべるときに、風のそよぎ、小鳥のさえずり、大波小波のしぶき、香りや味のイメージなどもできるだけ膨らませて五感の記憶をたどり、できるだけ具体化し、そのイメージのなかに自分がいるような感じを味わいます

このとき、先ほどの腹式呼吸を続けるとさらに効果的です。

慣れればどこでもできるリラックス法です。

3

# 心を解き放すリラックス方法を試しましょう

## 自分だけのパワースポットを思い描いてみましょう

強い不安や悲しみがあるとき、人はネガティブな感情にすべてを支配されているような気持ちになります。心がへとへとになって、何をするのもおっくうでつらく感じられるでしょう。しかし、先述のとおり、悲しみという感情を作り出しているのは脳で、悲しむのは脳の機能でもあるのです。

ですから、「なんでこんなに悲しいんだろう」「なんでこんなにつらいんだろう」などと悲嘆に流されすぎず、「ああ、また脳が悲しみという感情を作った」と、客観的な視点で自分の感情を眺めてみましょう。

脳が作り出した感情は永遠に続くわけではありません。ある一定の時間がくれば消えてしまうのです。60ページで述べたような青空に浮かぶ雲のイメージを思い出してみましょう。

強い悲しみに心が折れそうになったときは、まず青空をイメージし、そこに浮かぶ雲を悲しみの感情に見立てましょう。雲はどこからともなくあらわれて、やがて形を変え、薄くなり消えてしまいます。

悲しみの雲があらわれてはゆっくりと流れて消えていくのを、のんびりと眺めていれば、自分の感情もそういうものだとイメージすることができ、悲しみや不安に溺れずにすみます。

## 体が受け取る刺激で自分の存在を意識しましょう

瞑想はいつでもどこでも効果を得ることができます。たとえば通勤電車のなかでプチ瞑想を行ってみてはいかがでしょうか。

座席に腰かけているのなら、椅子に接しているお尻や腰、背中がどんな感触なのか、座席の素材の風合いをイメージしてみてください。足の裏はどうでしょう、靴底を通して電車の床の質感が伝わっているでしょうか。

私たちの体は常にいろいろ刺激を受けているにも関わらず、いつもはそれらに無関心です。感じているのに、まるで何も感じていないように過ごしています。たとえば肌で感じる一つひとつのことは、今自分がここにいることの大切な証明であるのに、なぜか、先のことばかりに心を奪われているのです。

うつの患者さんの中には、「自分の存在を希薄に感じる」「生きているか死んでいるか自分でわからなくなる」と感じる人がいます。内なる感情に想いがとらわれ、バランスよく注意を向けることが難しくなっているのです。

そこであえて注意を体や外部から受ける感覚に向けてみます。

仕事に忙殺され、自分を見失わないようにするためにも、通勤途中のプチ瞑想で、「自分はここにいる」「自分は生きて、それを体感している」と確認するのも大切かもしれません。体のあちこちの感覚を一つひとつ確認し終えたなら、感情はいろいろな感覚のなかのほんの一部であると認識でき、なんとなく頭がすっきりするのを感じられるはずです。

## お風呂を利用して

体温が下がると、体は脳や臓器など中枢部分を守る体制に入ります。手足などの末端がいつも冷えている人は、体を温めた方がよいでしょう。体を温めると全身の器官の働きがよくなります。また冷えると筋肉が緊張し、疲れやすくなります。体を温めるためにはお風呂で温まるのが効率的です。

免疫細胞の働きを強化したり、傷んだ細胞を修復してくれるたんぱく質、ＨＳＰ（ヒートショックプロテイン）をご存知でしょうか。お風呂を利用した健康法としてがん患者さんからも人気です。ＨＳＰは、体温＋２度が最も産生効率が高いといわれています。普通に温まり、リラックスするために入浴をする場合は、38～40℃のお湯が適温でしょう。

しかし、ＨＳＰを増やすためには体温を上げる必要がありますから、40～42℃のお湯に少し長め（10～15分）に浸かります。このとき舌下で体温を測るとよいでしょう。

熱い風呂に入ることは、からだの負担になる場合があります。持病のある人は主治医に相談してから行いましょう。のぼせたり、脱水にならないように気をつけ、入浴前に水分を補給します。

決して無理をしてはいけません。ＨＳＰは、熱ストレスによるダメージを受けた細胞を修復するために産生されるたんぱく質です。その恩恵を受けるためには、ダメージがＨＳＰの効果を上回っては意味がないのです。

また、ＨＳＰには耐性があり、毎日この入浴法を行っていると効果が薄れるようです。効果を維持するためには週２回程度がよいとされています。

4

# 笑いがもたらすリラクゼーション

## 笑いは免疫力アップの効果大です

笑うことによって副交感神経と交感神経が頻繁に切り替わり、体内の器官や脳に刺激が伝わります。これにより、「神経ペプチド」という免疫機能を活性化させるホルモンが分泌されて、免疫力がアップします。単純に、面白いこと・楽しいこと・嬉しいことがあったときに笑うだけでも免疫力はアップします。

しかし病気や治療のせいで、つらいことのほうが

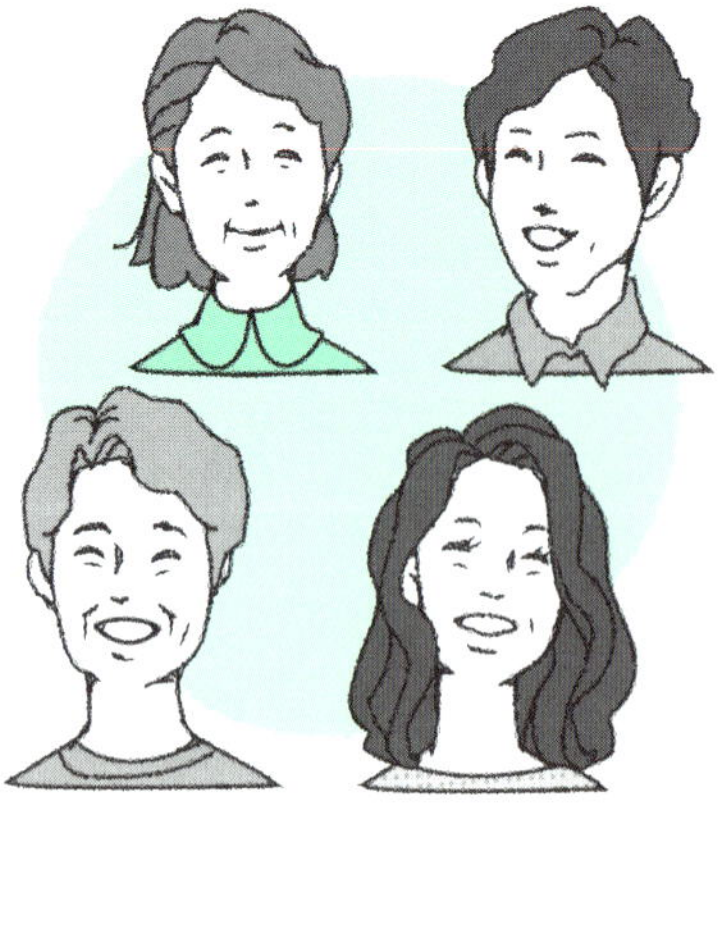

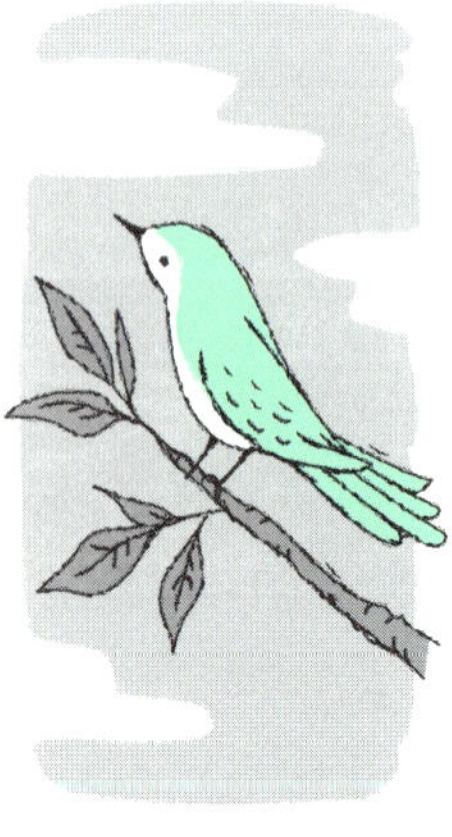

多いと思うときに、笑うのは難しいかもしれません。うつ病などでは笑うこと自体が少なくなっているかもしれません。

しかし、生物で笑うことのできるのは人間とサルだけです。しかも、人間は「顔で笑って心で泣いて」という高度な資質も持っています。笑うことで自然治癒力を上げることができるという統計もあります。

ふだんからイライラして神経が張り詰めている人ほど、笑うことによる健康効果が大きいといわれています。

何を面白いと思うかの判断基準は人により違うと思いますので、自分が面白いと感じ、声を出して笑えるような趣味、映画・アニメ・落語など何でもかまいません。そうしたものを持っているといいかもしれませんね。

## 腸はストレスを感じやすい反面、笑いの影響も受けやすいのです

お腹を抱えて笑ったり、笑いすぎてお腹が痛くなったことはありませんか？

お腹が痛くなるほど笑えたら、免疫力アップにとても効果的です。免疫細胞の70％は腸のあたりに存在するといわれていて、腸はストレスなどの精神的な影響を多く受ける臓器ともいわれています。いやなことがあるとお腹がチクチク感じるのは腸がストレスを感じているからです。

逆に笑うなどのプラスの精神活動も、腸の免疫細胞に影響を与えます。よい働きかけによって、腸内の状態がよくなっていると考えられます。

## 口角を上げ、笑顔をつくるとドーパミンが増えます

笑いと免疫の関係についてお話ししましたが、笑いの効果は作り笑いでもＯＫです。アメリカの心理学者ポール・エクマンは、「意識的につくる笑顔は、自律神経を安定させ、心身ともによい健康状態を保つ」と言っています。

最近の脳科学では、「口角を上げ、笑顔をつくる」と、脳が「今は喜んでいるんだ」と解釈し、快感や快楽感を促進する脳内物質ドーパミンの分泌を、より活性化することが明らかにされています。ポール・エクマンの言葉は、脳科学的にも事実であることが

証明されたといえるわけですね。

「単なる笑いであっても、想像できないほどの可能性があるのよ」というマザー・テレサのことばがありますが、普段はあちこちが痛くて我慢しきれないと思っているがん患者さんが、口角を上げて笑ってみたら、「笑っている間はその痛さをまるで感じなかった」という報告もあります。

もし、笑顔になるようなことがあれば、笑いを周りの人と分かちあえたらいいですね。赤ちゃんがニコニコして目が合うと、自然に微笑み返しができるのと同じように、あなたの笑顔は他人に笑みを伝染させることができるのです。

## 顔の表情筋エクササイズで脳に働きかけましょう

笑いは体内の血行を良くするだけでなく、顔のいろいろな筋肉を動かし活性化させています。表情筋は、まぶたを開ける・閉じる眼輪筋《がんりんきん》や、口を開ける・閉じる口輪筋《こうりんきん》など顔のパーツを動かすための様々な働きをする筋肉の総称です。笑い顔を作ることでこれらの筋肉のトレーニングにもなり、目元や口元のたるみ防止にもなるといわれています。そして、笑うときに動いた顔の筋肉が脳に働きかけて、その刺激により血管が拡張し血行がよくなります。

毎日の表情筋エクササイズに加えて、鏡やショーウインドウ、電車の窓などに自分の顔が映ったら、その都度、口角を上げてにっこり笑いかけることを、習慣にするとよいでしょう。

うまくいかないという人は、割り箸を横にくわえてみましょう。自然と口角が上がります。これでも十分効果があるのです。

## 喜怒哀楽を素直に表してストレスを解消しましょう

日頃、声を出してよく笑う人と、あまり笑うことがない人の唾液を比べたところ、声を出して笑う人のほうが、唾液中のコルチゾールというホルモンが少なかったという研究結果があります。

コルチゾールは「ストレスホルモン」とも呼ばれ、ストレスを感じると量が増え、ストレスを発散すると減ることがわかっています。つまり、声を出してよく笑う人は、知らず知らずのうちにストレスを発散していて、上手にストレスマネジメントができているといえるのです。

涙も同じです。テレビや映画を見ているときなどに、ちょっと感動的なシーンになると涙をポロポロこぼす人と、無表情で感情を外に出さない人とがいますね。両者の脳波を比べると、ストレスを示す脳波は感動シーンに向かって大きな変動を見せますが、涙を流すとその瞬間に平常レベルに落ちつくのです。一方、涙をこらえているとストレスレベルは高いままです。つまり涙を流す行動がストレス緩和につながっているのです。

こうした実験から、喜怒哀楽の感情は素直に表に出すほうがストレスを解消でき、心身によけいな負荷がかからないことがわかります。

人と相対しているときも、愉快なときは大いに笑い、悲しいときには悲しさを表に出す人のほうが豊かな人間性を感じるもの。「包み隠さない性格」「率直な人だな」と安心することができ、共感を覚え、好印象を持つものです。

若い時は箸が転がってもおかしくて笑いました。年齢を重ねたことによって、「大人だから」と感情を表情に出さなくなってはいないでしょうか。

もちろん、時と場合によりますが、喜怒哀楽の感情はできるだけ抑え込もうとせず、素直に出すほうがよいでしょう。

怒りを感じたときも同様です。大声を出したり、暴言暴力はいけませんが、がまんしすぎず上手に自分の気持ちを伝えられるとよいでしょう。気持ちを上手く言えないタイプの人はストレス解消法を見つけておきましょう。

# 5 睡眠障害対策を考えましょう

## カンタンな運動で眠りを誘うことができます

がん患者さんの半数が睡眠障害を抱えているという調査があります。睡眠障害の代表的な症状には、寝付きが悪い、夜中に何度も目が覚める、寝起きが悪いなどがあります。

また、がんの患者さんに多くみられるのは、睡眠障害と不眠症、昼夜逆転などの睡眠覚醒リズムの異常です。手術、治療などでの活動量の低下、薬剤や他の治療による副作用、ストレスなど様々な理由によって睡眠障害が引き起こされます。

そのための対策として大切なのは、日中の活動量を増やすことです。治療上制限されている場合をのぞき、できる範囲で体を動かしましょう。日中積極的に運動することで、夜間の睡眠障害を脱することができるかもしれません。

簡単にできる運動を紹介します。

**①足を肩幅に開いて立ち、腰に手を当て、腰を前に突き出し、次に後ろに引っ込める。**

**手順①**

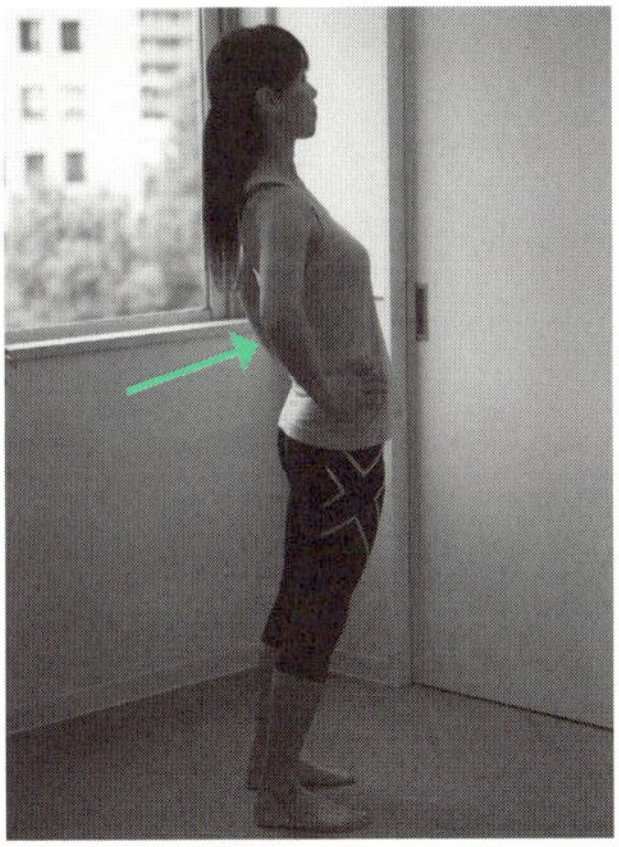

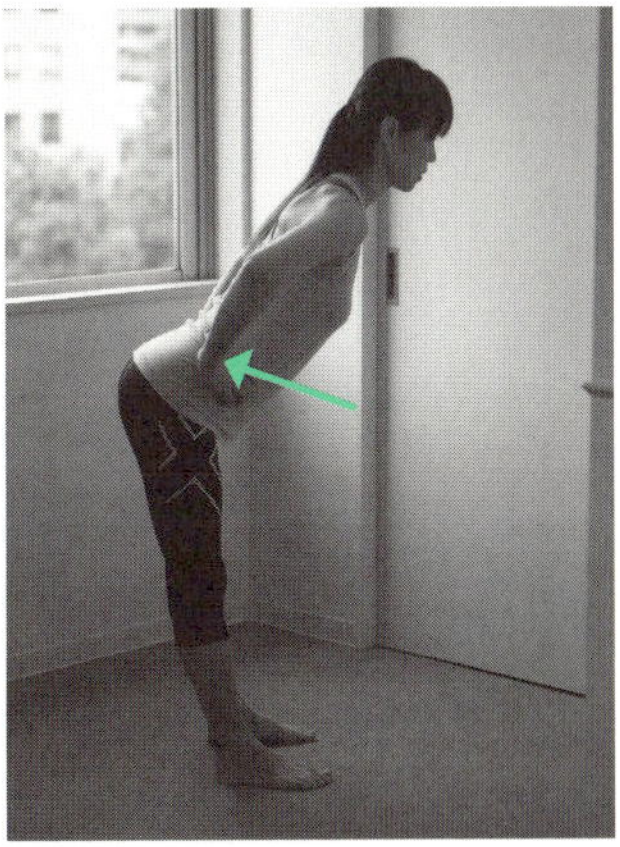

これを数回くり返します

②腰を大きく回す。これを左右数回繰り返します。

エクササイズは習慣的に行わなければ、効果は期待できません。一度にたくさん行うのではなく、無理のない運動量や負荷で続けることが大切です。続けやすい時間を決め、毎日の習慣に取り入れましょう。

運動には抗うつ剤と同じような効果があり、運動することで脳のセロトニン代謝が活性化します。セロトニンとは、気分を安定させる作用がある物質で、これが不足すると心

手順②

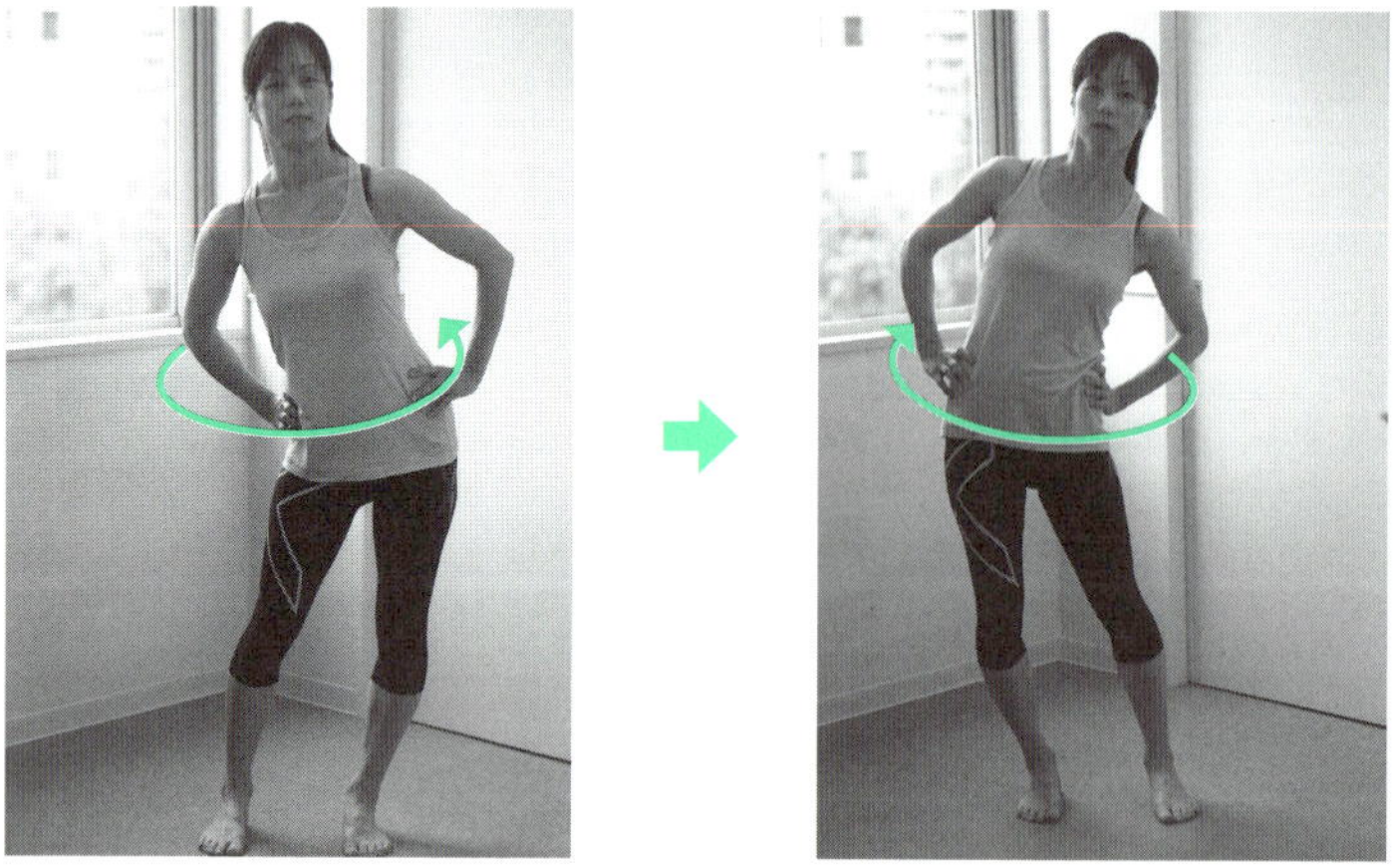

のバランスを失い、落ち込んだり、怒りっぽくなったり、不眠症を引き起こすこともあります。

# 6 正しい姿勢で呼吸をしましょう

## 自分の姿勢が正しいか鏡でチェックしましょう

浅い呼吸より深い呼吸の方が、ストレス対策に役立つことをお話ししました。もし呼吸が浅くしかできないとしたら、姿勢が関係しているかもしれません。姿勢を意識すると深い呼吸がラクにできます。

自分では正しく立っているつもりでも、姿勢が崩れていることがあります。たとえば頭や首が前に出て、肩があがってしまう「猫背」や、胸を張って腰を反らしてお尻を突き出す「反《そ》り出尻《でじり》」などです。

このとき足を肩幅に開いて足裏をしっかり床につけて、しっかり立ってみましょう。まずは、腰からお尻の割れ目にある仙骨を意識して立たせて、下腹部を引っ込めます。こうすると、側面から見ると、頭のてっぺんから足の土踏まずまで1本の直線でつながり、横隔膜の動きが伝わりやすくなり、呼吸がラクにできるようになります。

資生堂のビューティーソリューション開発センターは、やけどやアザなど皮膚にダメージを負っている人のためのメーキャップのアドバイスや、高齢者や障害者などに、化粧を通じて元気になってもらう活動を続けているセクションです。

このセンターで「若々しく見える」ためのポイントについて調査したところ、30代以降どの年代においても、いちばんポイントが高かったのが「姿勢」でした。60歳前後では、一位が姿勢、二位が歩き方、三位が体型という結果だったそうです。

さらに、身長と体重のバランスを示すＢＭＩやスリーサイズなどが近い、つまり似た体格の60代女性30人の側面からの立ち姿を、美容の専門家にチェックしてもらったところ、「背筋がしっかり伸びた姿勢」の人のほうが若々しく、美しく見えると評価されたとのこと。この背筋がしっかり伸びた姿勢は、呼吸をしやすい姿勢と同じです。

美しい姿勢を維持するためには筋力も必要。よい姿勢を心がけていると、そのための筋力がいつの間にか備わってきます。

美しい姿勢を保つことで、深い呼吸が上手になり、ストレス対処能力も鍛えられ、さらに美しく、若々しく見られるのです。

## 背筋と骨盤を鍛えるエクササイズで姿勢を矯正

同センターは、「姿かたちの美しさの印象は、体重やサイズの数値そのものよりも、身体や動作を支える体幹部の筋肉量が重要なポイントになる」と結論づけています。

年齢とともに、特に女性は、更年期を過ぎると体脂肪が増え、筋肉量が減り、骨量も減少する傾向がみられます。実は、筋肉量が減ることは基礎代謝量の減少につながり、体脂肪の増加という悪循環を引き起こすのです。

ですから、ふだんから努めて筋肉を鍛える運動を取り入れ、この悪循環に歯止めをかけるようにしましょう。

がん患者さんであっても筋トレは大事です。治療中に活動量が減り、筋肉が衰えてしまう患者さんは少なくありません。しかし回復には筋力が重要です。

昔は「患者さんは安静に」といわれていましたが、現在はどこの病院でも運動を勧めています。体調に合わせ無理をしないで、できることから始めるようにして、体を動かしてみましょう。

# 第3章

# 瞑想で免疫力をアップする（実践編）

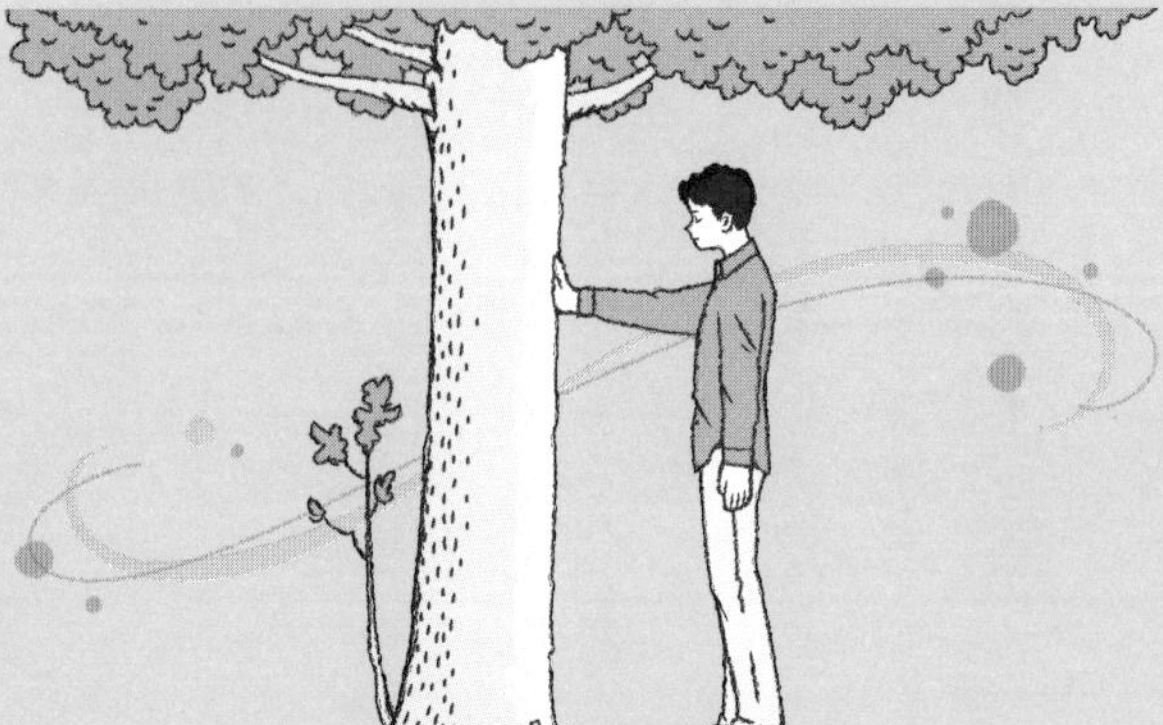

1

# 瞑想は「い」「の」「り」の3効果

## 瞑想にどんなイメージを持っていますか？

私のクリニックでも、患者さんのケアに瞑想を取り入れて実践していますが、瞑想というと、ヨガの行者や僧侶が座禅を組んでいる光景を思い浮かべ、自分にはちょっと難しそうと思ったりしていませんか。

しかし、瞑想にはいろいろなやり方があり、やさしい瞑想法もあります。私は瞑想とは「脳に休息を与える」ことだと思っています。脳が感じる『疲労感』には、身体をマッサージしても効きめがありません。脳には脳のための疲労回復法があるのです。その一つが瞑想法です。

科学的な検証においても、病気に対して瞑想が大きな効果を上げるという結果が得ら

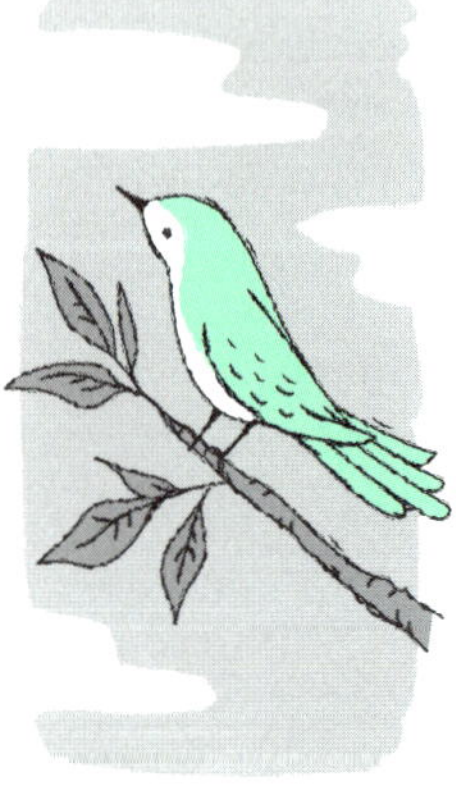

れていることは前にもお話ししました。

瞑想をすることのメリットをその頭文字を並べて、「い」「の」「り」の3文字で表すことができます。

「い」＝癒し効果
「の」＝脳が喜ぶ効果
「り」＝リラックス効果

65ページで「笑い」と「祈り」の効果についてお話ししましたが、瞑想の効果も関連づけて覚えていただくとよいでしょう。

## 日常生活の中で基本の瞑想をしてみましょう

瞑想にはいろいろなやり方があると言いましたが、基本は「呼吸に意識を向けて、雑念を手放すこと」になります。わずかな時間で簡単に行うことができます。まずは基本となる瞑想法を試してみましょう。

①体から無駄な力を抜いて背筋を伸ばして座ります。

②手は膝の上に乗せてもよいし、組んでもよく、自分の行いやすい形に置きます。

③一度、肩をギューッと上げてストンと落とします。

④姿勢が整ったら、目を閉じて瞑想を始めましょう。

⑤ただ、ひたすら、吸って吐く息に集中します。呼吸は鼻から吸って、細く口から吐き出します。

⑥雑念が浮かんで来たら、そのことを追いかけずに流します。

瞑想中、何かの音が聞こえたら、「テレビを消し忘れたかな」「なんの番組をやっているのだろうか」などと次々に雑念が湧いてくると思いますが、それら

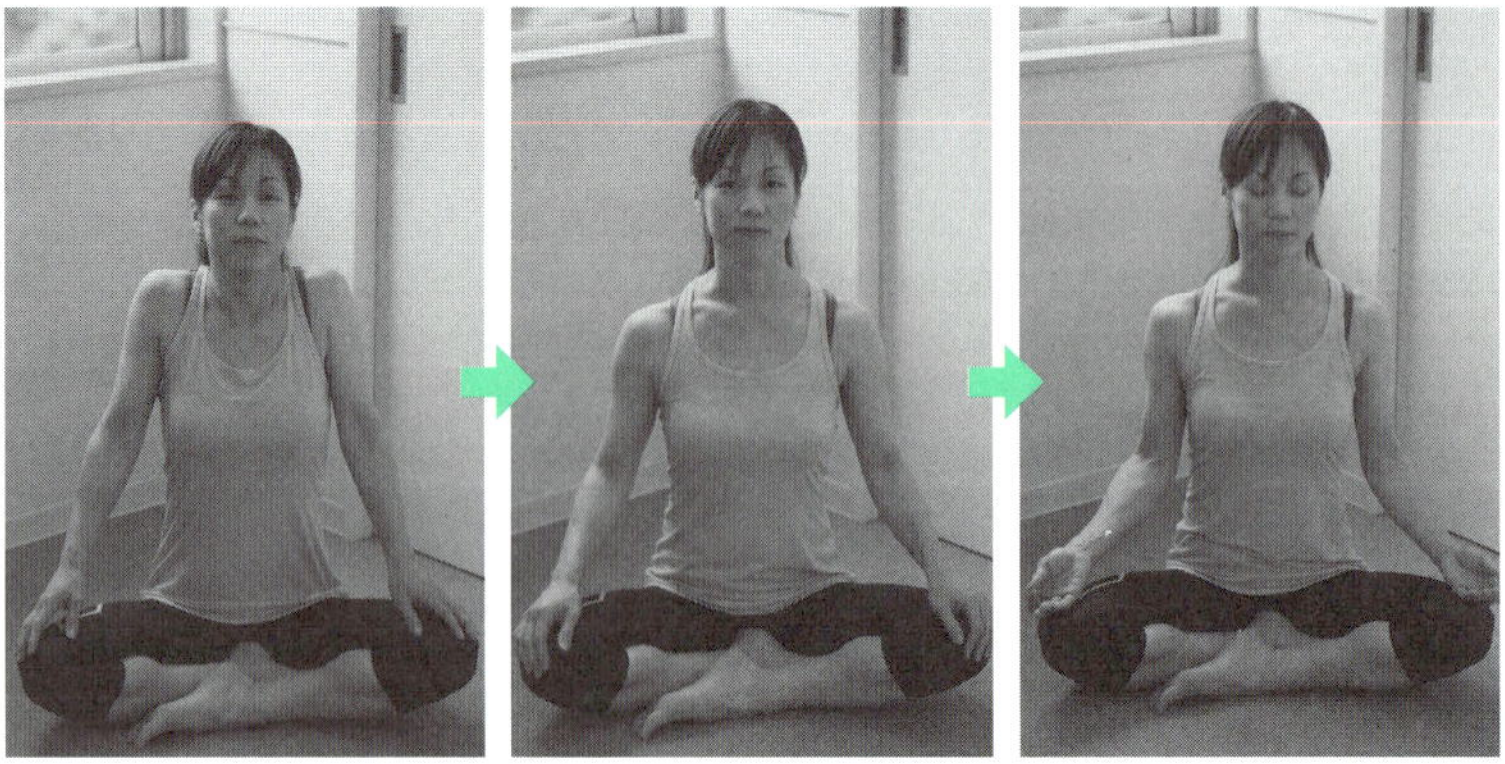

の雑念に思いを巡らすのではなく、「テレビの音が聞こえる」という事実だけを受け入れて流してしまいましょう。

音に執着しないで、呼吸に意識をもっていくようにするのです。そしてまた、別の雑念が湧いてきたら、同じように自然に流すようにします。ただただ、目を閉じて頭を空にするイメージです。

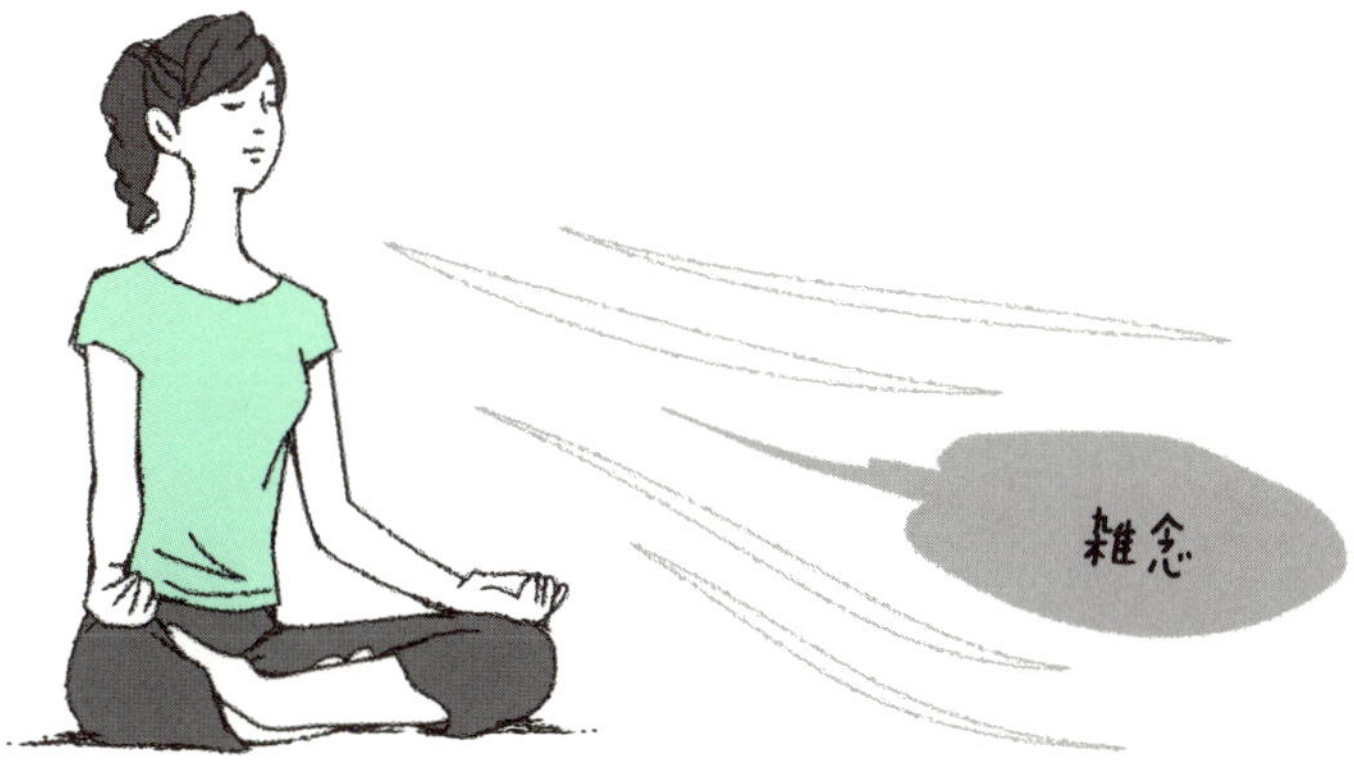

2

# 働きものの脳の不思議

## 脳の「視床下部」がキャッチする疲労感

記憶力が落ちたり、集中力がなくなるのは脳が疲れているからです。「疲れた」というのは、自律神経のコントロールセンターである脳の中の「視床下部《ししょうかぶ》」などが感じます。呼吸や消化、血液循環や心拍といった無意識に行われる基礎的な生体機能を調整しているのが自律神経で、この自律神経を司っているのが視床下部です。視床下部はたとえ睡眠中でも24時間働き続けています。

つまり、運動をすれば疲れを感じますが、実は筋肉よりもまず運動機能をコントロールする視床下部のある脳が疲れてしまい、「疲れた」と伝えているのです。

運動などなんらかの作業をしている間、それに合わせて体をコントロールするため、

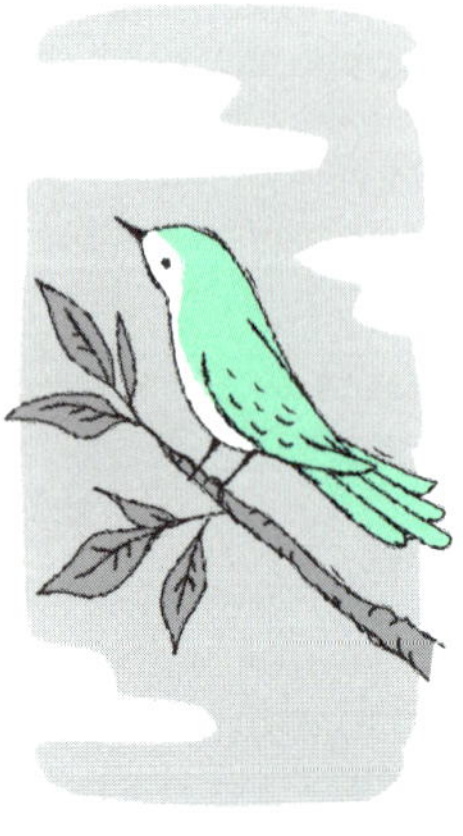

働きっぱなしの自律神経に負担がかかっていきます。それがまるで筋肉の疲労のように感じられるのです。

もっと簡単にいうと、私たちが感じているのは「脳がキャッチした疲労感」であって、筋肉がリアルに感じた「疲労」ではないのです。

このように「疲労」と「疲労感」の違いがわかれば、当然、その対処法も変わってきます。

## 瞑想中は脳がゆっくり休んでいます

もし2時間も全力でテニスの試合をしたり、陸上競技で順位を争ったりすれば、筋肉がダメージを受けて生理的に疲労します。筋肉を冷やしたりマッサージしたりして、筋肉疲労をリカバーしなければなりません。

ところが生理学的な疲労ではなく、脳が疲れを感じる疲労感なら、筋肉をマッサージしても冷やしても意味はありません。

もちろん、冷たいタオルを額に当てて「気持ちがいい」と感じて癒された気分になるなら、それは疲労感を和らげることになるでしょう。ただし、本当の意味で脳の疲れをとるならこれでは不十分です。

一時的に外部からの情報をストップし、質のいい休息を与えてやるのがベストです。その一番簡単な脳の休息法がリラックスすること。つまり「瞑想」のようなリラクゼーションを行うことなのです。

起きて体を動かしているときと、瞑想中とを比べると、脳の状態は何がちがうのでしょうか。

瞑想中の脳からは、アルファ波など安らいだ気分のとき特有の脳波も出ているのですが、最も目立つ特徴は、日常では非常に多く出ているベータ波が、極端に少なくなっている点です。ベータ波は覚醒時の意識と関連づけて考えられています。瞑想中の脳には、ふだんひんぱんに行われている情報処理を行っていることを示すベータ波が現れず、情報処理がストップしている状態というのがわかります。

つまり、瞑想中は情報処理が停止することで、それ以上、脳に疲労がたまらないようになっているわけです。

## 瞑想により「海馬」が5％も大きくなります

そして、瞑想中の脳のもうひとつの特徴は、脳の中で記憶を司る場所である「海馬」の体積が、なんと5％も大きくなる点です。

私たちの脳の中で思考や判断力を担当している部分を「前頭前野《ぜんとうぜんや》」といい、海馬はその前頭前野と関係性が深く重要な部分です。海馬には人の記憶をコントロールするとても大事な働きがあります。

ところが、この海馬はストレスに弱く、ストレスを受けると縮んでしまうという弱点があるのです。

私たちは1日におよそ20万もの雑多なことを考えているのですが、その中身はほとんどがちょっとした後悔や何気ない不安など、あまり重要ではないことが多いのです。また、ストレスにさらされているがん患者さんではがんに対する不安など、マイナスのスパイラルを考えてしまいがちです。そうした雑多な情報が海馬を縮めてしまうのです。

いつもそうした雑事の処理に追われている海馬ですが、瞑想をすると忙しさから開放され、ゆっくり休養することができ、その後また活発に働けるようになるというわけです。

## 瞑想中は脳の「前頭葉」が休んでオフライン状態です

ここで瞑想中、頭の中で起こっていることをまとめておきましょう。

まず、「前頭葉」とは文字通り頭の前の方にあり、理屈でものを考える知性的な脳の部位なのですが、瞑想中にはここがオフラインの状態になって、難しいことを考えるのはお休みします。「海馬」もリラックスし大きくなっています。

頭のてっぺんに近い「頭頂葉」は、周囲の環境や時間と空間などを認識するのが仕事ですが、このパートも瞑想中はちょっとひと休みしています。

瞑想で脳が全体的に休められることによって、自律神経を司る視床下部の負荷も減ります。副交感神経も優位になって、脳から疲労感が解消されていきます。

瞑想の研究が大きく進んだ結果、瞑想することでストレス性胃腸炎や頭痛、高血圧や不安障害などの精神障害、うつ病や自律神経失調症にいたるまで、改善が期待されるという幅広い効果があることがわかってきました。

そこで、「瞑想は心身を癒す万能薬だ」という評判も出るようになったのですが、いくらなんでもそれは大げさで、すべての病を治す特効薬ではありません。心と体が本当に必要としている「脳の休息」を与えてくれる最良のパートナーとして、みなさんが本来持っている、ストレスに立ち向かう能力をサポートしてくれるのです。

もともと瞑想は、仏教やヨガを母体に生まれ、経験や習慣から成り立った自然科学の産物です。

近代医療とはまるで反対の位置にある瞑想が、がんなどで大きなストレスをかかえた現代人の役に立つとは意外ですが、せっかく私たちの手に入った素晴らしい先人の知恵を、生かさない手はありません。

心身の健康に、瞑想がとても良い影響を与えることだけは確かなようです。

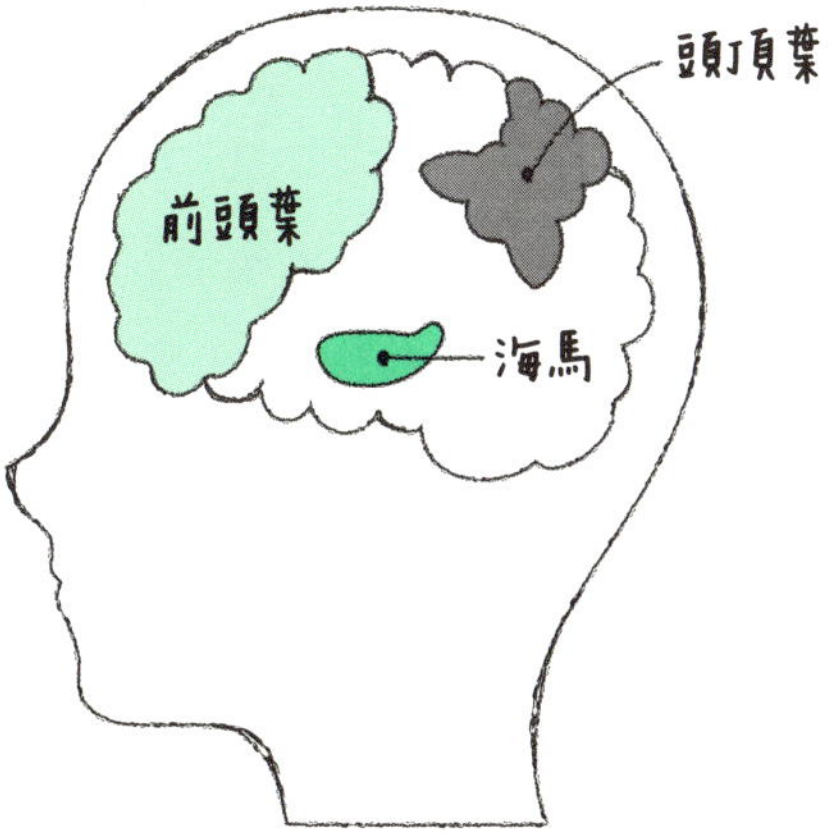

## 脳の記憶の引き出しが整頓されて取り出しやすくなります

瞑想によって記憶のコントロールセンター「海馬」の体積が5％も大きくなるのですから記憶力も良くなることが期待されます。

また、瞑想によって頭の中が整理整頓されることは何度も伝えてきましたが、実はこの効果も大きいのです。

私たちが物忘れをするときは、記憶そのものが消えてしまったのではなく、脳のどこにどんな記憶が収納されているのか、それがわからなくなった状態です。瞑想で記憶の引き出しがきちんと整理されると、欲しい情報を取り出すことができるようになります。それで、「記憶力がよくなった！」と感じるのです。

つまり記憶力がよくなるというのは、記憶の引き出しがきれいに片付いて、必要な情報がサッと取り出せるということです。

「頭の回転がよくなった」「物忘れしなくなった」という形でも、瞑想の効果を実感できます。それは日常的に瞑想で頭の中を整理整頓して、必要なことを思い出す効率がよくなるからなのでしょう。

## 瞑想は老化を防ぐ長寿細胞を元気にする効果があります

アンチエイジングの第一人者であるアメリカのビンセント・ジャンパパ博士が行った瞑想の研究では、瞑想によって、老化を進める「コルチゾール」というストレスホルモンが低下し、「ＤＨＥＡ」という若返りホルモンと睡眠ホルモンである「メラトニン」が上昇したと報告されています。

メラトニンは、睡眠ホルモンとして知られています。細胞の酸化ダメージを防いでくれる強力な抗酸化物質でもあります。

また、細胞の染色体の末端にあるテロメアという部分は、細胞分裂のたびに短くなっていきます。このテロメアが短いほど老化が進み、病気リスクが高くなるともいわれています。瞑想にはこのテロメアを伸ばして細胞の老化を防ぐ「テロメラーゼ酵素」を元気にする働きもあるのです。

その若返り効果に注目してアンチエイジングの新薬も開発されているといいますが、実用化には時間がかかるでしょう。しかし、とりあえず瞑想をすれば、いつでも老化防止は始められます。

「瞑想を習慣化していると脳が衰えにくくなる」という話は本当です。

脳の神経細胞が集合する「灰白質《かいはくしつ》」は加齢によって老化が進み、だんだん小さくなることで脳神経を衰えさせてしまいます。

ところが、カリフォルニア大学の研究グループの実験では、なんと「瞑想をする人は、脳の灰白質に萎縮が少ない」という結果が出たといいます。

また、ハーバード大学の研究グループもMRIを使って、瞑想法を長期間修行してきた人たちの脳を調べたところ、前頭前皮質と島皮質の体積が一般よりも大きくなっていることがわかりました。これらの部分は感覚情報の処理を行っています。普通なら加齢によってこういった脳組織が小さくなるのを、瞑想によってそのスピードが抑えられていた可能性が大きいと考えられるとか。

遠ざけたい脳組織の縮小という脳の老化を、一日わずかの瞑想で遅くできるなら、非常に良い話です。

さらに、記憶が衰えやすくなる前に瞑想で脳を鍛えておけば、冴えた頭で高齢期を乗り切ることも夢ではありません。

瞑想をするメリットをまとめておきましょう。

1　瞑想中は脳の情報処理が止まるので、疲労がたまりません
2　「海馬」の体積が増え、情報のコントロールがスムーズにできます
3　心をリフレッシュさせ、その結果身体の免疫機能も高まります

3

# いつ、どこで、どんな瞑想をする？

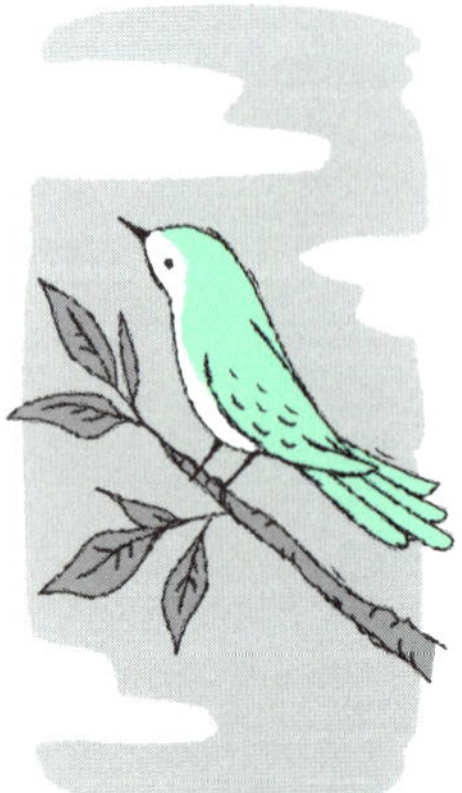

## 1本の木に四季の移ろいを感じる

知り合いの医師は、散歩するコースを決めて、ほぼ毎日そのルートを歩いています。時間にすると30分ほどで、コースの途中に、なんということのない小さな児童公園があるそうです。

彼は公園のベンチに腰掛け、目の前にあるイチョウの木を眺めるのが日課だと教えてくれました。イチョウの木を眺めている時間が何よりの瞑想タイムなのだそうです。

彼の言葉を借りて解説しましょう。

私たちは日常的にさまざまなものを見て暮らしています。しかし、それは「見ている」のではなく、単に目に入っているだけで、その存在をしっかりと受け止めていません。

これは、音が耳に入っても頭に残らない「聞き流し」と同じで、「見流している」とでもいえるでしょう。

しかし、その一つ一つをしっかり「見る」と、大きな驚きや感動があると彼は語るのです。

彼が日々眺めるイチョウの木も、そこを通りかかる人からすれば「ただ、そこにイチョウがある」くらいにしか映りません。

たとえ、意識したとしても、季節の変わり目に、黄色く色づくのを見て、「ああ、秋になったんだな」と思い、葉が散れば「もう冬か…」と感じる程度だと思います。しかし、イチョウは突然紅葉するわけではなく、一瞬にして葉を散らすわけでもありません。少しずつ変化しているのです。

そして、その小さな変化を注視し続けると、本来見えるはずのないときの流れ、命の営みを見ることができると彼は教えてくれました。

「一年じゃなくて、何年もその木を眺め続けていると、改めて木というものはすごいと思うよ。だって、その年によって気象条件は変わるのに、だいたい同じころに新芽を出してどんどん成長して、ある時期から色づき始める。そして銀杏の実をつけて、まるで命が絶えてしまうみたいに葉を散らし、冬の間は眠っているように見える。でも、また春が来るとあの硬くて茶色い枝から、柔らかな新芽が出てくる。まさに命の奇跡だよ。
　そして、一本の木を見つめていると、改めて、時間は流れている、その中に自分たちもいるんだと実感できて不思議な気持ちになるね」

　彼は、時折イチョウの幹に手を触れるそうです。樹皮はたいていひんやりしており、人間と違って「ぬくもりのある命」を直に感じ取ることはできません。

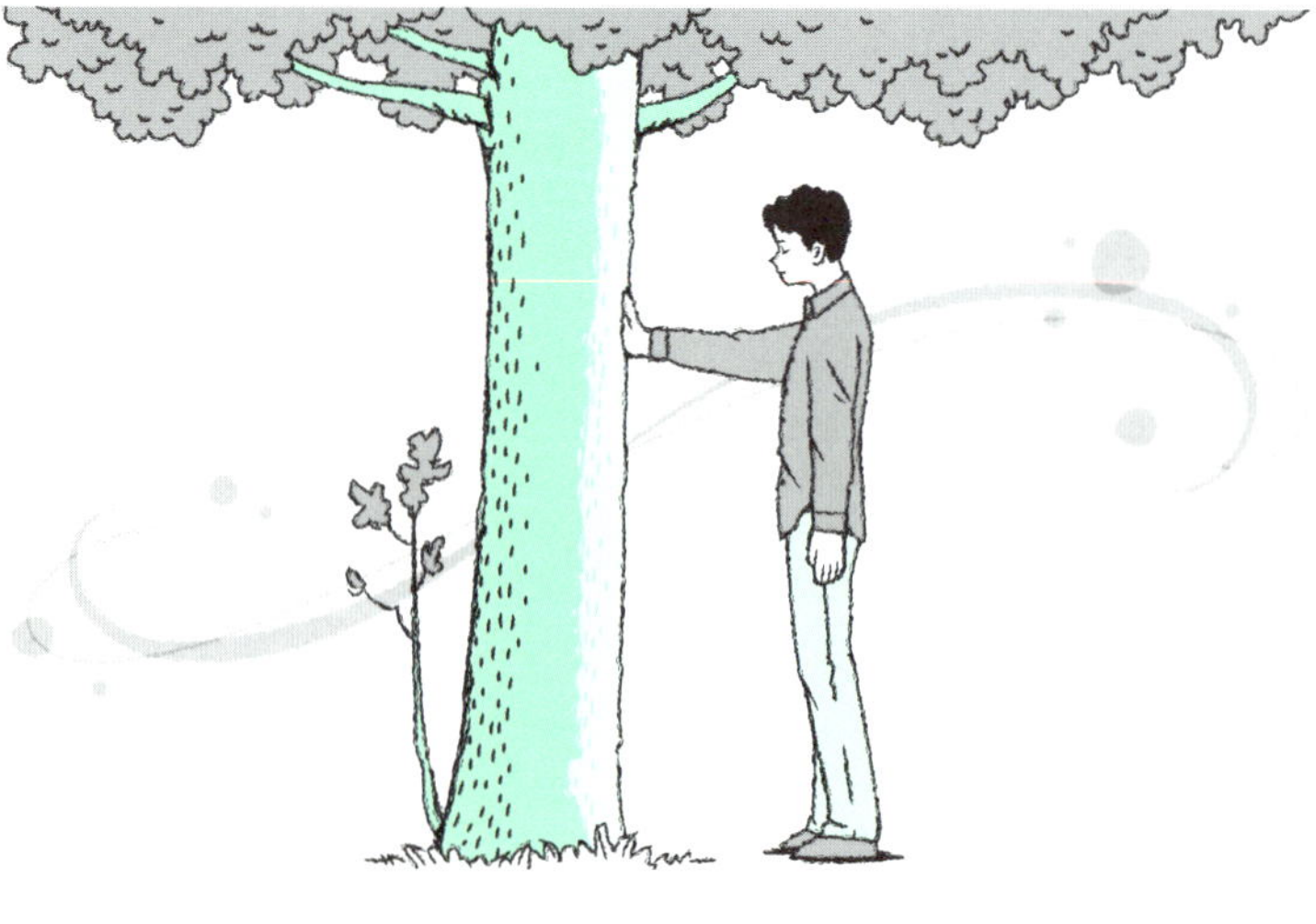

けれど、ジーッと手を当てていると、硬くごつごつとした樹皮の中に、人間とは違った速度で進む命が息づくのを、そのかすかなぬくもりを感じるそうです。そして、木の生命エネルギーを受け取り、活力が湧くのだと教えてくれました。

どこの町にも木はありますから、あなたにとって特別な一本を見つけてみてはいかがでしょうか。

## ろうそくの揺れる炎を見つめ続けます

私が高野山大学大学院で学んだ真言密教には、「阿字観瞑想《あじかんめいそう》」という瞑想法があります。これは、サンスクリット語、「阿」という梵字《ぼんじ》をジーッと見つめることで、心を無にするものなのですが、一般の家庭では梵字の書はありませんね。そこで私が「阿」の字の代わりにしているのが、ろうそくです。キャンドルの揺れる炎を見つめる瞑想です。

多くの人が、「瞑想は心を空っぽにするのが難しい」といいますが、ゆらゆらと揺れるキャンドルの炎を見つめていると、不思議と余計なことを考えずにすみます。

炎がまったく動かなかったら集中が途切れてしまうのかもしれませんが、かすかに揺れる炎は、ほどよく視線を安定させ瞑想するのにとても有効なのです。

キャンドル瞑想のやり方は簡単です。

**①テーブルの上にキャンドルを立てます。市販のキャンドルスタンドを利用するのもいいでしょう。**

**②キャンドルに火をつけたら、背もたれに身を預けて、ゆったりした姿勢で炎を見つめます。**

ただそれだけです。目をしっかりと開けて炎を見つめるのもよし、半眼で見ているのでもかまいません。

ただ静かに、炎の揺らぎを見つめるだけ……。

キャンドルの火が燃え尽きたときには、心が穏やかですっきりした気持ちになれます。

私は仕事柄、「患者さんはどうしているだろう」「あの仕事は早めに仕上げなくては」などといろいろな思いがめぐって、オフタイムでも心が休まらないときがあります。そんな際、キャンドルを使った瞑想は手軽でとてもいいのです。

キャンドルの種類は、瞑想の長さによりけりですが、私の場合は10分程度で燃え尽きるものを使っています。もっと短いものでもかまいませんし、もっと長いものでもいいでしょう。ただ、長時間用のろうそくを途中で消して何度も使うより、一本が燃え尽きるまでを瞑想に当てたほうがいいかもしれません。仏壇などで使われるものが安価でよいかと思います。

長いろうそくを使うと時間が気になり「そろそろ終わりかな」「タイマーが鳴るころかな」などと思ってしまい、瞑想の妨げになるのです。

また、ろうそくの炎は消える前にひときわ大きく明るくなり、ふっと吹き消されたように終わるので、瞑想から解かれる合図にはぴったりです。

昔は時計がありませんでしたから、お線香が燃え尽きるまでの時間を僧侶の修行など

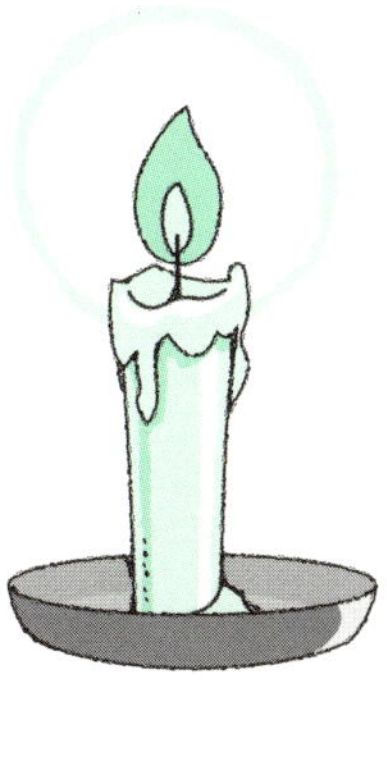

に当てていました。ですから、瞑想の時間をキャンドルが燃え尽きるまでとするのは、とても理にかなっているのです。

## 揺れるLEDキャンドルも活用しましょう

実はキャンドルの瞑想を始めたとき、家内から「夜中に火を使わないで」「火事でも出されたら大変」と叱られてしまいました。

そのことを、笑いながらこぼしたところ、患者さんに「先生、今は電池式のろうそくで、本物そっくりなものがありますよ」と情報をいただいたのです。

さっそくインターネットで検索してみたところ、LEDのキャンドルが多数出てきました。動画サイトもあり、実際にスイッチを入れたところが見られたのですが、とてもよくできていて、間

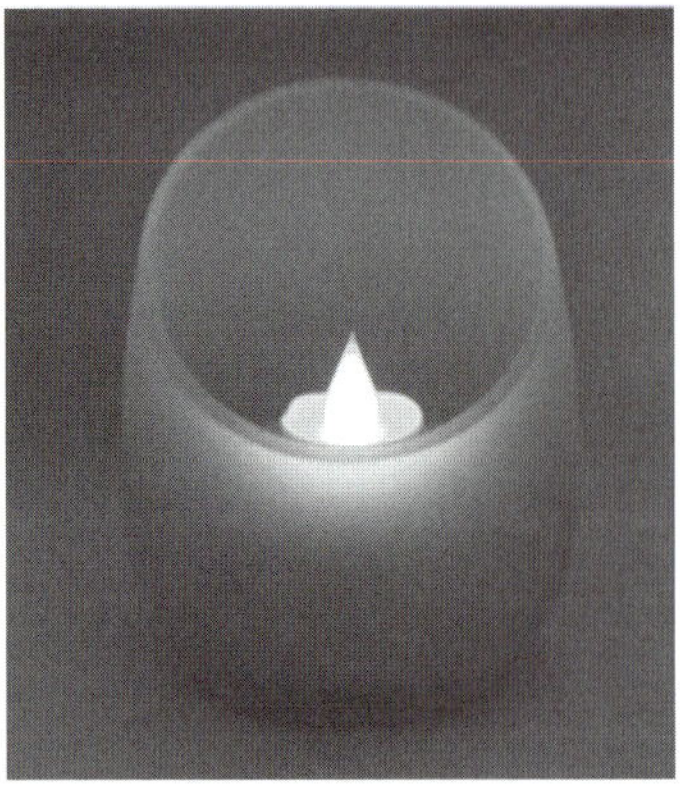

近で見なければ本物のろうそくと見間違ってしまうほどです。

ほのかな風を受けてゆらめく炎が再現されており、こうしたものを作り出す人たちの技術や想像力には改めて感服します。

「瞑想をしていると、いつの間にか眠ってしまう」という人もいるのですが、電池式のキャンドルなら火事の心配もありません。ベッドサイドにキャンドルを置いて瞑想したい、という人には最適のアイテムとなるでしょう。

## 自分が山そのものになる瞑想術もあります

忙しくてなかなか山登りにはいけない、という人には、「自分自身が山になる」という、ちょっとユニークな瞑想術があります。

では、具体的にやり方を説明しましょう。

① 背筋を伸ばし椅子に腰かけます。

②両肩を上げてからストンと落として余分な力を抜きます。

③体を安定させるよう、両足の裏をしっかりと地面につけます。

④目を閉じて、ゆっくりと呼吸をします。

⑤自分の目の前に、雄大な山がそびえるのをイメージします。

⑥しばらく、その山を見つめます。その時、山の形やどんな木があるのか、ことこ細かにイメージし、観察します。

⑦しっかりと山を観察できたら、自分がその中に吸い込まれ、一体となるイメージを膨らませます。

⑧そして、今度は自分が山の視点で周りを見回します。

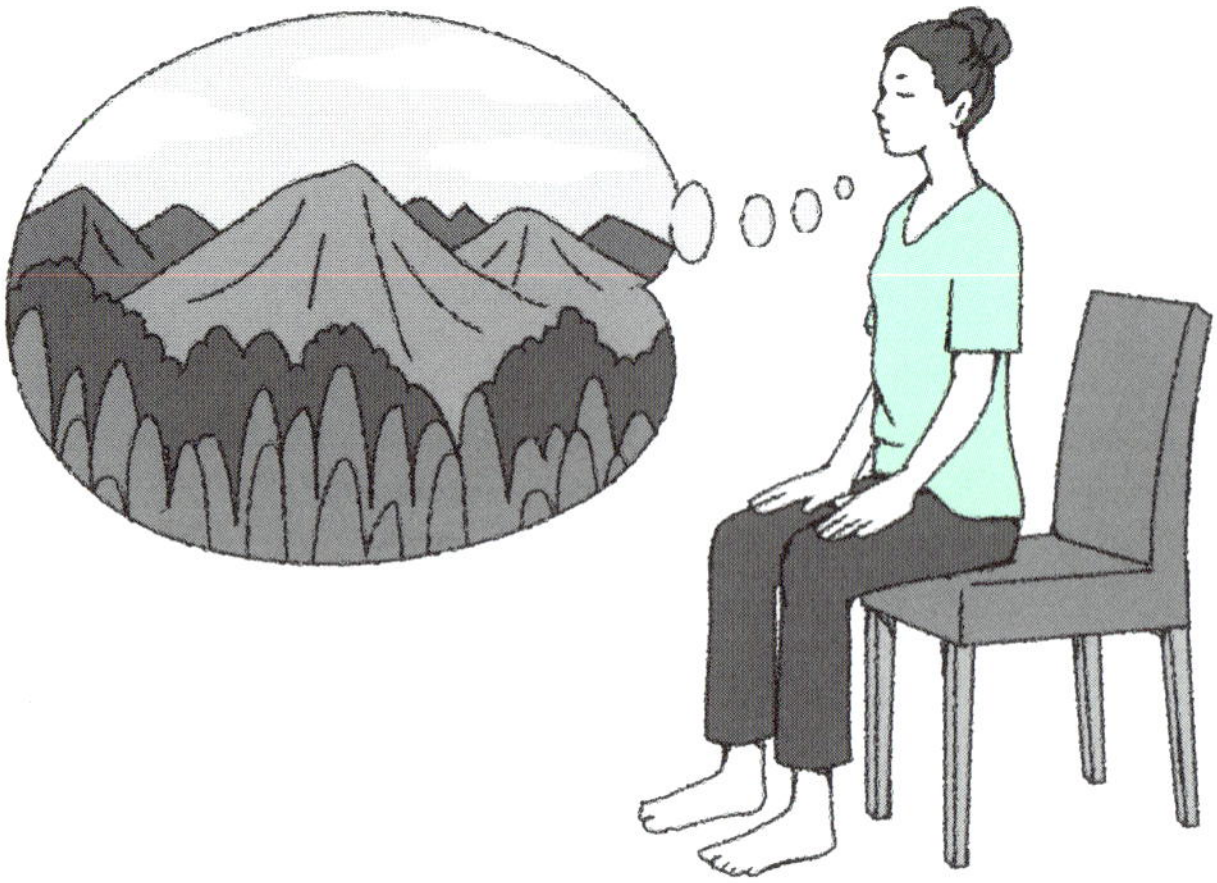

自分と同じような山が連なっているのが見えるかもしれませんし、眼下には水田や田畑が、人々の暮らしの風景が広がっているかもしれません。また、視線を上に移せば、照り付ける太陽や青空に浮かぶ雲が見えるでしょう。頭の上のほうに吹く風は心地よいかもしれません。

そんなふうに、イメージの羽を大きく広げて、見えない物を見つめます。山に限らず対象物は自由に選べます。これは想像力をフル活用させる瞑想術です。

## 波音やせせらぎの自然音を連想しながら

あなたが住んでいる近くに海や川はありますか。もしあるのなら、ぜひ瞑想の手助けにしてみましょう。

寄せては返す波の音や、川のせせらぎは、いつも同じように聞こえますが、実は一つとして同じではありません。じっと意識を集中させて聞いてみると、実にバリエーションが豊かなのに気づくはずです。

海辺なら砂浜に寝転ぶ、岩場に腰を下ろすなどして、目を閉じて波の音に意識を集中させてください。集中すると、波の砕ける音や、波の泡がはじける細かな音まで感じられます。気がつくと、自分と海が一つに溶け合った感覚を得られるでしょう。

さらに「海辺の散歩には、公園の散歩より健康増進効果がある」と、イギリスの研究機関が発表しています。

天候に関係なく効果があるとされているので、晴れた日はもちろんのこと、どんよりとしたうす曇りの日でも大丈夫。もしかすると、少し曇った空模様の方が、人も少なくて瞑想には適しているかもしれません。そして、川辺なら、川のほとりに腰かけて、うっすらと

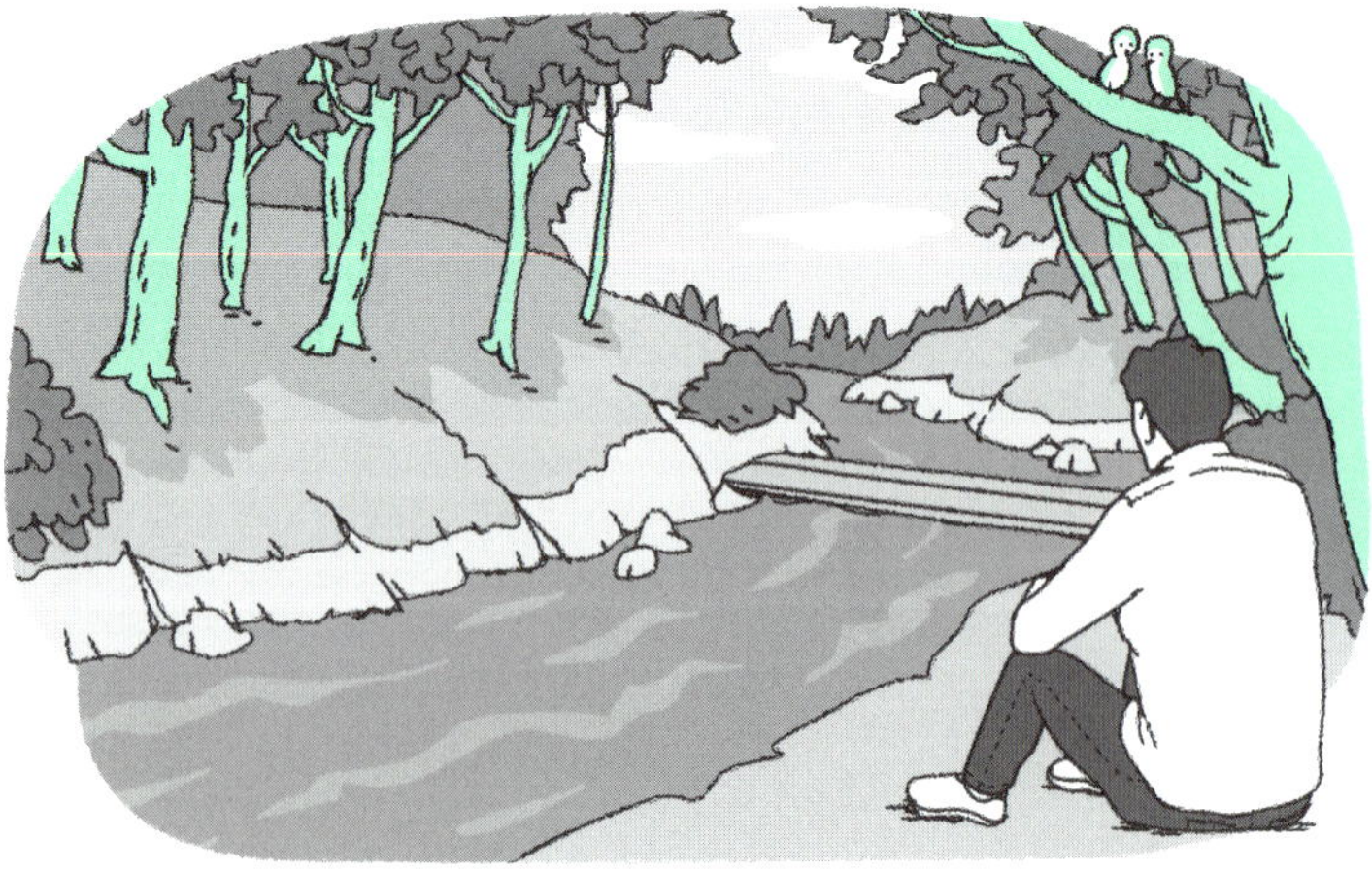

目をあけて川の流れを見てみましょう。

水辺にはマイナスイオンの発生率が高いため、リラクゼーションにはうってつけであり、川のせせらぎや波音は、「1/fゆらぎ」という不規則なリズムを持っています。人間の心拍もまた不規則なリズムで成り立っているため、これらの音を聞くと心が落ち着くのです。

## 4 他人も幸せにする「慈悲の瞑想」

**自分のため、他人のためにするのが「慈悲の瞑想」です**

私がいちばんおすすめしたいのがこの「慈悲の瞑想」です。
仏教の修行の一つに「慈悲の瞑想」という瞑想術があります。これは難しくいえば、厳しい修行を積んだ僧侶だけが悟りを開ける上座部仏教（旧名は小乗仏教）の修業のひとつでした。仏教の根底には心を広く穏やかにして免疫力を上げる「慈悲」の思想があり、「生きとし生けるものが幸せになるように」という願いが基本になっています。

日常生活で自然と口にする「慈悲」という言葉ですが、実は仏教用語なのです。「慈」には「幸せにしてあげたい」、「悲」には「苦しみを抜いてやりたい」という意味があります。

この瞑想は人間すべての幸せを願うもので、自分を嫌っている人も幸せになるように祈ります。これは、大変ハードルが高いことです。しかし多くの人が取り入れ効果を得ています。世界的に有名なIT企業グーグル社は社員に積極的に瞑想を勧め、社内に瞑想用のスペースが設けられているそうです。その社員5万人の1割が行っている最先端の瞑想技法にも「慈悲の瞑想」が取り入れられているといわれています。雑念へのとらわれから解放され、メンタルが強化されるという瞑想なのです。

私がクリニックのグループワークで行っているのは、「慈悲の瞑想」の基本を短くアレンジした「保坂バージョン」です。

## 「慈悲の瞑想」のグループワークをやってみましょう

保坂バージョンのグループワークではどんなことをするのか、紹介しましょう。

①全員が車座になって椅子に腰かけます。
②腹式呼吸を行い、体の無駄な力を抜いて、リラックスした状態を作ります。
③ゆっくり息を吸い込み、息を吐き出しながら私の言った言葉を、心の中で念じてもらいます。このとき、小さく言葉が漏れる方もいます。
④具体的には、次のように復唱します。

息を吸う→吐きながら「私が健康になりますように」
息を吸う→吐きながら「私が健康になりますように」
息を吸う→吐きながら「私が健康になりますように」
これが1セットです。

⑤次に、念じる言葉だけを入れ替えて、復唱します。

腹式呼吸＋「私が健康になりますように」×3回
腹式呼吸＋「私が幸せになりますように」×3回
腹式呼吸＋「〇〇さんが健康になりますように」×3回
腹式呼吸＋「〇〇さんが幸せになりますように」×3回
腹式呼吸＋「がん患者さんがすべて健康になりますように」×3回
腹式呼吸＋「がん患者さんがすべて幸せになりますように」×3回
腹式呼吸＋「生きとし生けるものすべてが健康になりますように」×3回
腹式呼吸＋「生きとし生けるものすべてが幸せになりますように」×3回

〇〇の中には、グループの人の名前を入れたり、家族や友人にがん患者がいるならその人の名前、看護師なら自分が受け持っている患者さんの名前を当てはめます。

## 自分が幸せでなければ他人の幸せを願えません

このグループワークの瞑想をしたとき、「自分の幸せを祈っていいのですか？」と質問する人が何名かいました。もちろん良いのです。もしかすると、自分のために祈るのは身勝手で自己中心的というイメージを持っていたのかもしれません。

しかし、人は誰でも幸せを求める生き物ですし、自分自身が幸せでなければ他の人、ひいては生きとし生けるものの幸せなど願うことはできません。心から、自らの幸せや健康を願うのはとても大事なことなのです。

そして、この瞑想をやり終えると、だれもが優しい表情になります。部屋の空気ががらりと変わってしまうほどです。

## 祈る人、祈られる人にも「オキシトシン」が分泌されます

このグループワークでは、互いを思いやる気持ちや、誰かを大切に思う気持ちがあふ

れて、やり終えたときに幸せな気持ちに包まれます。

「慈悲の瞑想」では他者に思いやりの心を向けることで別名・愛情ホルモンや幸せホルモンと呼ばれる「オキシトシン」が分泌されます。

基本的にオキシトシンは恋人同士のふれあいや、赤ちゃんを抱っこしたり、ペットをかわいがるなど良好な対人関係（ペットなどを含む）が築かれているときに分泌されます。オキシトシンが分泌されると、不安や恐怖、闘争欲などが減少します。

また、五感に心地よい刺激を与えることでもオキシトシンは分泌されます。おいしいものを食べる、いい香りをかぐ、好きな音楽を聴く、美しい景色を見るといったことはすべてオキシトシンを分泌させることにつながります。

オキシトシンの偉大なところは、誰かのことを思うだけでもオキシトシンが分泌されるところです。ただ、オキシトシンは自然にどんどん出てくるわけではありません。あえて意識をして、少しでも分泌を促す習慣を身につけることが大事です。

そしてさらに驚くべき効果として、あなたがオキシトシンを分泌すると、周りにいる人たちにも同様の効果が発揮されます。

## 生きることは他の生命と深く関係しています

「慈悲の瞑想」を行うとき、なぜ「慈しみの心」が必要なのでしょうか。

いくら「生きることにおいては自分が中心」と思っていても実際には、ここに自分が生きていられるのは他の生命があるからです。「慈悲の瞑想」を行うと思いやりの心を通じてそのことがわかります。私たちが生きるために必要な食べ物にしても、肉や魚、野菜など他の生命をもらって体内に採り入れているものが大部分です。食べ物以外の日常生活についても自分ひとりではままなりません。他者と関わらず生きていくことは不可能です。

そうすると、相手を「他人」と見ずに、「自分」として投影してみることが必要になってきます。たとえば、何かトラブルを抱えている人を励ましたい場合は、もし自分が相手の立場だったら、どうしてもらったら元気が出て問題を解決できる力が湧いてくるだろうか、と相手の立場になって考えると思います。

その「相手が幸せになるために」という「慈悲」の心がなければ、その相手の立場になって考えることはできません。

ふだんから「慈悲」の心を育てなければなりません。「慈悲」の心を育てるためには、自分の心に、反復してそのスピリットを言い聞かせてやればよいのです。瞑想で「他人の幸せをも念じる」ことをしておくことは、あなたにとっての効果的なトレーニングになるでしょう。

## 共感から慈悲へ

人間関係では、他人の話を傾聴し「共感」することがとても大切です。共感、すなわち、他者が苦しんでいるのを見ると、人はなぜか自分も苦しみを感じます。この時、脳の中では何が起こっているのでしょうか？

脳が、この他者の苦しみをどのように処理しているのかについては、ロンドン大学のシンガー博士によるｆＭＲＩ（functional magnetic resonance imaging: 機能的磁気共鳴診断装置）を用いた研究などがあります。ｆＭＲＩは脳や脊髄の血流反応を画像として見ることができる装置で、脳の活動領域を知ることができます。シンガー博士の実験では、被験者が電気刺激を感じると「身体的な痛みを感じる領域」と「精神・感情的な痛みを感じる領域」の2ヵ所が反応しました。

次に、被験者に、被験者のパートナーが電気刺激を受けている様子を見せました。すると被験者自身は痛くないはずなのに、精神・感情的な痛みを感じる領域が反応しました。つまり、パートナーの痛みを、自分の精神的・感情的な痛みとして感じていたのです。これが「共感」です。

この共感性・共感能力は訓練できます。

同じくシンガー博士らによって行われた実験では、被験者を、記憶力トレーニングを行ったグループ（対照群）と、共感トレーニングを受けたグループの二つに分け、それぞれに他人が苦しむ様子のビデオを見せました。すると、共感トレーニングを受けたグループでは、肯定的な感情は変化がなかったものの、否定的な感情が強まり、より他人の苦しみについて幅広く共感していることがわかりました。

このように、共感にはその後に否定的な感情が続きます。ですから、これが共感疲労につながってしまい、共感する力のある人ほどつらい思いを多くすることになってしまいます。

これに対して自分と他者への思いやりである「慈悲」は、その否定的な感情を打ち消し、肯定的な感情を引き起こすことができます。

「共感」と「慈悲」は同じようなものとして捉えられがちですが、それに続く感情も、その際に活性化される脳の部位もまったく異なっています。

実験には続きがあり、共感トレーニングを受けたグループに、慈悲の瞑想のトレーニングも受けてもらいました。すると、他者の不幸に当たっての否定的な感情はおさまり、肯定的な感情が活性化されました。

## マインドフルネス瞑想のこれから

日本では、今やマインドフルネスが医療やビジネスの領域で注目されています。少し前までは、認知療法という言葉ばかりが、書籍や学術集会のプログラムの中で目立っていましたが、今やあらゆるところにマインドフルネス瞑想という言葉が見られます。

マインドフルネス瞑想は１９６０年代の世界中が混沌としていた時代に、インドの仏教瞑想がアメリカに渡ったのがその起源です。先述のように、マサチューセッツ大学医科大学院の教授であるカバットジンは、その仏教瞑想から仏教色を取り除き「マインドフルネス・ストレス低減法」という瞑想とヨガを組み合わせた8週間プログラムを考案しました。

このプログラムが紹介されてから、さまざまな病態に対して夥しい数の介入研究が行われてきました。そしてマインドフルネス瞑想は日本にも「逆輸入」され、今のブームに至っているのです。

これはブームであり、今後、日本に定着するかどうか、とくに臨床でも使われていくかどうかは現時点では誰にもわかりません。

私は、マインドフルネス瞑想がしっかりした治療法として認知されるために、以下のような課題があると考えています。

## ❶療法ではなく、スキルとして導入された点

まず、マインドフルネス瞑想は医療の中よりも、ビジネス界で多く受け入れられてき

ました。前述したように、諸外国の一流企業がマインドフルネス瞑想を採用した理由は、それによって想像力がアップする、集中力のトレーニングに良い、というようなビジネス向きの効用があったからです。いわば、効率をアップさせるための「スキル」として導入されたのであり、患者さんを治療するための方法として広まったわけではないのです。

## ❷「輸入盤」は標準化と講師養成が必要だという点

今のマインドフルネス瞑想はいわば「輸入盤」です。マインドフルネス瞑想について、日本人を対象とした治療法として公正に評価していくためには、日本人を対象としたしっかりした研究によるエビデンスが必要になります。方法論もさらに厳密に統一・標準化していく必要があります。そのためには当然、講師を養成していく必要もあります。「質の担保」が必要になります。

## ❸日本の患者は、「瞑想」よりも「処方箋」を好むという点

マインドフルネス瞑想が普及してきたとはいえ、医療に導入する際、患者心理として

は、「瞑想」はまだ怪しい感じであり、医療機関を受診したら、何よりも形のある「処方箋」がほしいという人が多数です。治療法として確立されるためには、心理療法よりも薬物療法のほうが効果が確かだと信じている方への啓発がもう少し必要でしょう。

## ❹日本では、「セルフケア」の概念は、一般化されにくい点

外科的な治療や薬物療法などは患者さんから見ると受動的です。一方マインドフルネス瞑想は、積極的、能動的に行う部分が多くなります。受動的な治療に慣れている患者さんから見ると、マインドフルネス瞑想は医療目的のセルフケアという位置づけよりも、やはりスポーツクラブやセミナーなどで学ぶスキルというイメージがあるのかもしれません。

## ❺なにかが足りない……

マインドフルネスはもとを辿れば、仏陀が行った「呼吸による瞑想」がアメリカに渡り、仏教色を全く排除してブラック・ボックス化したものというのは前述の通りです。そし

て、いわゆるエビデンスが揃ったものが、日本に輸入されました。

仏教や仏教的な習慣などに密接に関係して暮らしている日本人にとって、このプログラムに、何か物足りなさを感じても不思議ではありません。実際にそのように感じるという患者さんの声もよく聞かれます。

その何かとは…？　筆者は、それを本書で紹介した「慈悲の瞑想」の部分ではないかと思っています。

ここへきてマインドフルネス瞑想にも一歩進む流れができてきています。つまり、一度は広まったマインドフルネス瞑想に本来の仏教的な精神性である「慈悲の瞑想」のエッセンスを加味しようという流れです。

アメリカでは「Loving-kindness and compassion meditation」として介入研究も行われています。すでに、①健常者において、陽性感情を高め、気持ちのつらさを軽減する、②臨床的には、うつ病・PTSD（心的外傷後ストレス障害）に有効とする報告などがありますが、実証的研究は十分ではなく、これからさらなる研究が必要といえます。

自分も幸せになり、他者の幸せをも願う、思いやりの瞑想。前にも述べたとおり決してハードルは低くありませんが、マインドフルネス瞑想の真価がこの部分に秘められている可能性を感じています。

# おわりにかえて

最後までお読みいただいてありがとうございました。

がんのような大きな病気にかかり、苦しみながらも頑張っていらっしゃる患者さん、そして一緒に病気と闘っているご家族のみなさんの気持ちが、少しでも楽になったとしたら大変うれしく思います。

「呼吸法」と「瞑想法」は、私がこれまで多くのがん患者さんを診療するなかで有効と認めた方法で、クリニックの診療方法にも取り入れています。本書ではその内容の一部をご紹介しました。

すべてを行ってもいいですし、自分に合わせたメニューを作ってもかまいません。できれば習慣化していただきたいと思います。

みなさんががんという病気とうまくつき合い、充実した日々を送られることを心より祈っています。

保坂　隆